人生紙芝居
『世界の海へ』
作・画　みんなの家

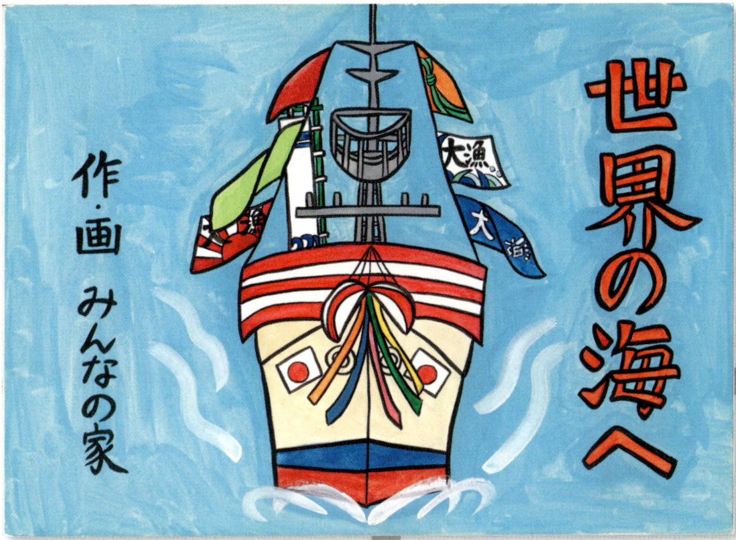

1枚目

世界の海へ
作・画　みんなの家

10枚目の裏

A男さんは、大正の終わりに、西伊豆の○○にある造船会社の次男として生まれました。
父親が早くに亡くなったため、A男さんはまだ若いうちから、船大工の棟梁として、現場の指揮をとることになりました。

2枚目

1枚目の裏

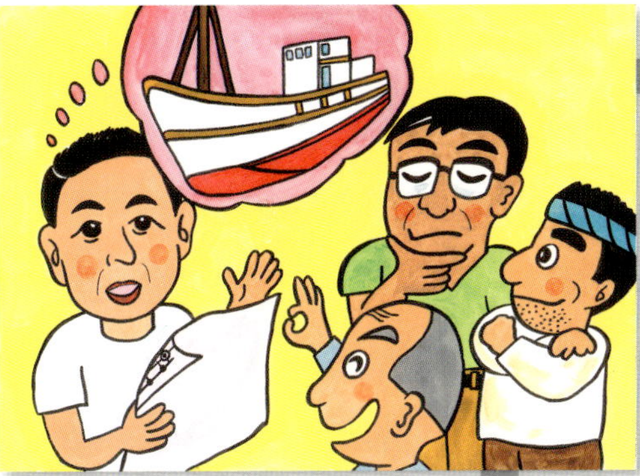

A男「今度のカツオ船の完成は、春頃を目指しています。今日も、安全には十分注意して仕事をしてくらっしゃい」
船大工としては、年齢も、経験も、まだまだ少ないA男さんでした。しかし、熱心に仕事に打ち込む姿勢と、その人柄と、何より船大工としての優れたセンスで、先代の元で働いていた大工さん達も、すぐにA男さんを信頼してくれるようになりました。

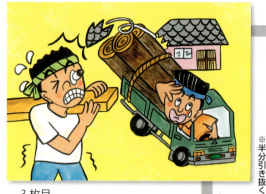

3枚目

船大工①「材木が重いからな、担ぎ手みんなで息を合わせて運べよー」
船大工②「はいよー。やいやい、こりゃ大変だ。足元がおぼつかないよう」
当時は木で造る木造船の時代。ほとんどの作業が人の手で行われており、力とチームワークが必要でした。
船大工③「ぱっ、向こうから丸太を積んだトラックが来たけれど、カーブをうまく曲がれるかな」
いくつもの板を組み立てていく工程だけでなく、木材を運んできて製材したり、図面を描いたり、船を造るための全ての作業が、A男さん達の仕事でした。

※半分引き抜く

2

2枚目の裏

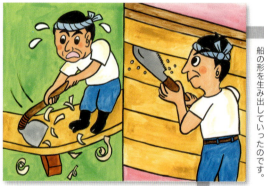

4枚目

船大工は、独特の技を使って、船を造っていきます。
『すりのこ』は一番大事な作業です。板と板との接着部分に薄刃の鋸を入れて、擦るように動かします。小さな凹凸をなくして、板と板とをピタッとくっつけ、水が漏れてこないようにします。

← ここまで引き抜く

この道具は『ちょうな』と呼ばれる物で、船の曲線部分を削る時に使います。波の上を船が滑らかに進んでいくように、船大工達は、いくつもの板に、「しなり」や「そり」を加え、曲線を削り出して、流れるような美しい船の形を生み出していったのです。

※全部引き抜く

3

3枚目の裏

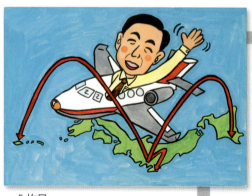

5枚目

昭和三十年代になると、木に代わって、鉄から造る鉄船が主流になっていきます。
A男さんも、現場を離れ、主に営業の仕事をするようになりました。
A男「昨日までは北海道、今日からは沖縄か。忙しい、忙しい」
船の注文を取りつけに、日本全国を飛び回りました。

4

4枚目の裏

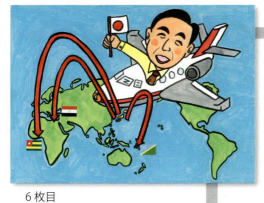

6枚目

A男「先月はエジプトのアレクサンドリア。今月はソロモンか。忙しい、忙しい」

A男さんの会社の造船技術は素晴らしく、日本国内だけでなく、海外の国からも注文が入りました。A男さんも、世界を舞台に、営業の仕事を行いました。でも、英語はあまり得意ではなかったそうです。

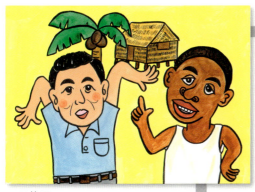

7枚目

A男「あー、ソロモンで一番うんまい物は何だら？是非、食べてってから、日本に帰りたいけんど」
ソロモン人（ソロモンなまりで）「えっ？何、何？そんな変な恰好をして、どこか体の具合でも悪いのですか？」
A男「ほー、やっぱり魚だけぇ。どこに行けば食べられるがぁ？」
ソロモン人（ソロモンなまりで）「フン、フン。じゃあ、とりあえず、病院に行ってみましょう」

英語もよく分からない、地元の言葉もよく分からないA男さんは、身振り手振りも交えて、地元の人達と会話をしました。でも、ちっとも苦にはならなかったそうです。むしろ楽しくて仕方がなかったそうです。さすがはA男さんですね。

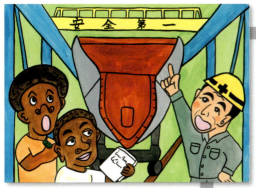

8枚目

カツオ船をたくさん販売したソロモンから、船の操作や修理を学ぶために、研修生が会社にやって来ました。

A男「これから簡単に、造船場の説明をしるでぇ。昔は木で船を造ってたけんど、今は鉄の時代になったんで、一番は溶接技術を磨くことだなぁ」
研修生（ソロモンなまりで）「ヨウセツギジュツ？それ、何ですか？」

日本語もよく分からない研修生達。いろいろなことを教えるのも、容易じゃありませんでした。

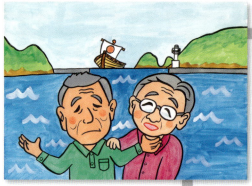

9枚目

今は、奥さんのC子さんと一緒に、悠々自適の生活を送っているA男さん。よく、家の近くの港を散歩しています。

A男「昔は、この港もカツオ船がいっぱいあったけれど、今じゃ、一隻もなくなっちゃったなぁ。おまけに、会社もやめちゃって、寂しいなぁ、C子」

C子「おじいさん、しょうがないじゃん。それが時代の流れだもん。だけどおじいさんは、世界を相手に、船を造ってたじゃん。大したもんだよ。誰もができることじゃないで」

A男「ぱっ、沖から何かこっちへ来るでぇ。ありゃ、変わった船だなー」

8枚目の裏

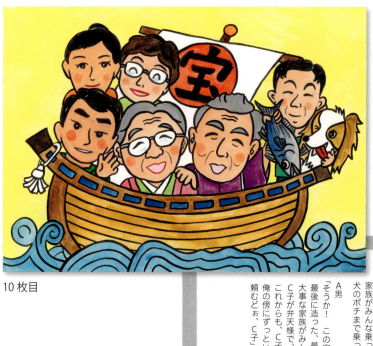

10枚目

A男「あー、俺が乗ってるじゃん。その横にはC子、お前が乗ってるどぉ」

C子「ありゃ、宝船だなぁ。うちの家族がみんな乗ってるでぇ。犬のポチまで乗ってるでぇ」

A男「そうか！この宝船は、俺が最後に造った、最高の船だ。大事な家族がみんな乗ってる。C子が弁天様で、俺が恵比寿様だ。これからも、C子、俺の傍にずっといてくれよ。頼むどぉ、C子」

おしまい

9枚目の裏

人生紙芝居
『かまや母さん』
作・画 みんなの家

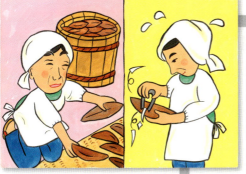

1枚目

2枚目

10枚目の裏

B子さんは、西伊豆の農村部で生まれ育ちました。

B子「私、かまやのことなんて何にも知らないけど……、こんな私でもかまやの嫁が務まるかしら」

周りの人「B子、そんなに心配しんな〜。ただ、かまやで働く衆に出すお茶を沸かしてーればええがだよ」

周りの人達のその言葉に送られて、B子さんはカツオ漁が盛んな港の近くでかまやを営むD男さんの妻になりました。

※半分引き抜く

1枚目の裏

←ここまで引き抜く

実際にかまやの嫁になってみると、とんでもなく忙しい毎日でした。

B子「朝からずっと立ち通し。いつになったら水抜きが終わるのかしら……」

お湯で煮たカツオの節から骨を取る「水抜き」という作業。手伝いに来ている近所の女衆に混ざって、B子さんもひたすら骨を抜き続けます。

※全部引き抜く

B子「節を樽に入れたり出したり、もうこれで六回目かしら。まったくカツオ節づくりって、なんて手間がかかるの、イヤになっちゃう!!」

いぶしたカツオの節を樽に入れてねかし、カビが生えたら、再び節を樽から出して日に干します。

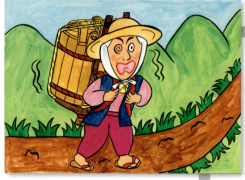

3枚目

カツオ漁とのかね合いで、かまやが忙しい時期は五月から十一月まで。しかし、かまやが忙しくない時でも、のんびりとはしていられません。野菜や金魚草をつくっている畑の世話に、肥桶を背負って出かけます。

B子「やだよぉ、背中で肥桶がこっちょんこっちょん鳴って、足元がふらつくよぉ。あー、背中も痛いなぁ」

畑の香水が鼻先でプンプンにおいます。こみあげてくる涙を必死でこらえて、B子さんは山の畑へと一歩一歩歩みを進めていきました。

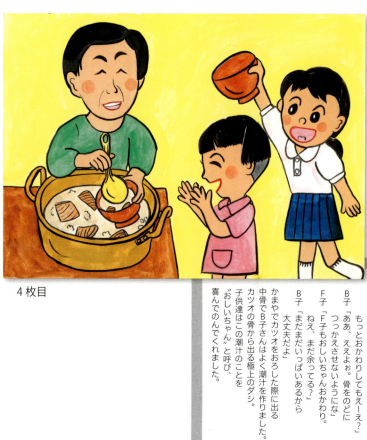

4枚目

朝は四時に起き、夜の七時頃まで続くかまやの仕事。かわいい二人の娘達の相手をしてあげたくても、どうすることもできません。それでも娘達はお母さんが大好き。

E子「E子、お母さんが作るおしいちゃんが一番好き！もっとおかわりしてもえー？」

B子「ああ、ええよぉ。骨をのどにつっかえさせないように」

F子「F子もおしいちゃんおかわり。ねぇ、まだ余ってる？」

B子「まだまだいっぱいあるから大丈夫だよ」

かまやでカツオをおろした際に出る中骨でB子さんはよく潮汁を作りました。カツオの骨から出る極上のダシ。子供達はこの潮汁のことを"おしいちゃん"と呼び、喜んでのんでくれました。

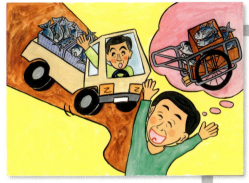

5枚目

4枚目の裏

D男「おーいB子、どうだぁ、こんなにたくさんのカツオを運んできたどぉ！」
B子「あんた、すごい、すごい！なかなか大したもんだなぁ」

それまで、カツオは港からD男さんがリヤカーで運んでおりましたが、D男さんは東京で車の運転免許を取ると、地元でまっ先に軽トラを購入し、運搬に使いました。

時代と共に、かまやの仕事も段々と近代化が進んでいきましたが、D男さんは、その変化にも敏感で、常に積極的に取り入れていきました。

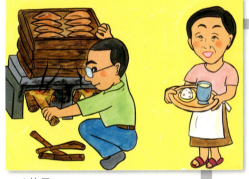

6枚目

5枚目の裏

B子「あんた、そろそろお茶にしないけぇ」
D男「ああ、そこに置いといてよ。今、ちょっと手が離せないんて」

かつお節製造のいろいろなところが近代化されていく一方で、この地方の伝統的な製法「手火山焙かん」は、かまやの人達によって今も大切に守り続けられているのです。

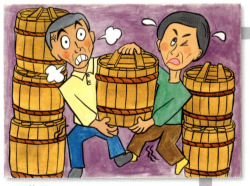

7枚目

6枚目の裏

かまやの手伝いに来ていた衆も段々とやめていき、やがて、夫婦二人で店をやるようになりました。
D男「じゃあ、持ち上げるどぉ。腰を痛めるんて」
B子「ハイ、分かってるけんど、あんただけではとっても持ち上げられないじゃん」

カビ付けを行う地下室は狭いので、樽を三段に積み上げる必要がありました。節がいっぱいに入った樽はかなりの重さで、夫婦二人の力を合わせて、ようやく持ち上がりました。

※半分引き抜く

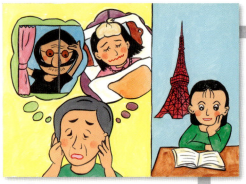

8枚目

←ここまで引き抜く

※全部引き抜く

こうやってかまやでがんばって稼いだおかげで、娘二人を東京の大学や短大に行かせることができました。

しかし、娘を東京で一人暮らしさせることになったB子さんには、また別の苦労が加わりました。

B子「F子は今頃、どうしているらぁ。ひょっとして熱でも出して寝てるがじゃないかなぁ。それとも泥棒にでも家に入られてないらなぁ。ああ、心配で、心配で、頭が変になりそうだ」

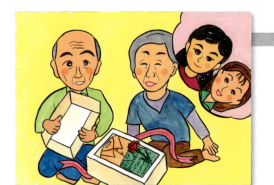

9枚目

その娘達も今はそれぞれ嫁ぎ、幸せな家庭を築いています。

D男「おい、B子。娘達からおまえに荷物が届いているどぉ」
B子「あら、ほんと。母の日のプレゼントだら。素敵なブラウスだじゃん。あんた、やっぱ、女の子はええなぁ」
D男「ああ、女の子はええなぁ」

娘達とは一緒に暮らしていませんが、よく電話をかけてきてくれて、D男さん、B子さんの様子を気にかけてくれています。

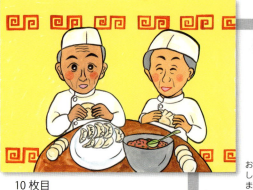

10枚目

娘二人が嫁に行き、がんばってきたかまやも十年程前にやめました。時々、とってもさびしい気持ちになることもあります。でもB子さんの横には、これまでずっと苦楽を共にしてきた夫のD男さんがいます。

D男「今晩のおかずはギョーザだ。B子、お前の包み方は上手だなぁ。ギョーザの恰好がええなぁ」
B子「あんただって上手だよ。今日もいっぱい作って食べろうじゃん」

おふくろの味「おしいちゃん」に代わって、これからは夫婦の味である「ギョーザ」をいっぱい食べて、お二人仲良く幸せに暮らしてください。

おしまい

新しい回想レクリエーション「人生紙芝居」

NPO法人みんなの家
ケア主任
奥田真美

講談社

はじめに

　本書では、回想法をベースとした新しい"回想レクリエーション"を紹介します。お年寄りの人生を10枚ほどの紙芝居に凝縮した「人生紙芝居」です。「人生紙芝居」は完成した作品はもちろんのこと、それを一から作っていくプロセスそのものが、介護現場のレクリエーション活動になります。

　しかも、「ああ楽しかった！」で終わってしまう刹那的なレクとは違い、「人生紙芝居」とその制作プロセスは、主人公であるお年寄りや、その人を取り巻くほかのお年寄りたち、介護している人（家族や施設職員）の心に深く作用して、その人に対する見方を変えたり、関係性を改善したりという変化までもたらしてくれます。

　「人生紙芝居」の制作手順を簡単に説明しましょう。まず、主人公となるお年寄りや介護家族から、その人の生きてきた80年、90年の人生を聴き取り、時代背景などを下調べしながらテーマを絞り込みます。それを漫画風に10コマほどの絵で表します。次に、介護施設の利用者や職員たちと一緒に絵の具で色を付け、最終的に出来上がった紙芝居をみんなで鑑賞するというものです。

　デイサービス「みんなの家」で「人生紙芝居」に取り組み始めたのは10年ほど前。今までに作った紙芝居の数は80作品にのぼります。

　ここまで続けてこられたのは、「人生紙芝居」作りに、ほかの方法では決して得ることのできない、**絶大なケア効果がいくつもあったからです。**

　例えば、聴き取りの場面や、色塗りの場面では、主人公のお年寄りが昔を回想する機会がたびたびあります。しかも、一般的な昔の風習や暮らしを回想するのではなく、自分自身のたどってきた歴史そのものについて回想するので、**認知症も含む要介護老人の自己肯定感が飛躍的にアップし、問題行動が改善されたケースもあります。**

　また、聴き取った人生を「紙芝居」にまとめたことも、絶大なケア効果を生んでいます。

はじめに

　聴いた話を文章ではなく、絵にするということは、具体的にどんな道具を使っていたのか、どんな作業を行う仕事なのかなど、語られた内容を深く理解した上でないと描けません。必然的に下調べをしなければならなくなります。それは面倒かもしれませんが、逆にそこを手抜きせずにきちんと描き切れば、**相手のあなたに寄せる信頼は確実に深まります。**

　さらに、色塗りや台紙貼りなどの作業を、お年寄りたちや介護職員たちと共同で行うレクリエーションプログラムにすることで、紙芝居の主人公になったお年寄りに対する周囲の人たちの理解を深める機会となります。作業をしながら、まわりの人たちが「随分と苦労したんだね」「よく頑張ったじゃん」と自然に声をかけてくれます。

　このように「人生紙芝居」作りは、**集団の認め合う力を最大限に引き出すこと**が可能なのです。介護職員にとっては、高齢者との世代間ギャップを埋める一助にもなり、その人らしいケアとは何かに気づかせてくれます。

　また、出来上がった紙芝居を上演することで、主人公のお年寄りがたどってきた人生は、**その場に集う複数の人たち、お年寄りや介護職員にとどまらず、地域の大人や子どもまで、みんなで「共有・共感する」**ことが可能となります。

　「人生紙芝居」ほど、分かりやすく、コンパクトで、発信力を持ったケアツールはほかにありません。

　簡単に作れるものではありませんが、「人生紙芝居」を作ってもらったお年寄りのキラキラした笑顔、そして急接近していくあなたとの関係性。そんなことを体感できれば、きっと、あなたも「人生紙芝居」の虜(とりこ)になってしまうことでしょう。

　本書を参考に、あなたの職場でも、ぜひ、「人生紙芝居」作りに取り組んでみてください。

※本書では、「人生紙芝居」を掲載するにあたり、ご本人やご家族のお名前などは伏せて掲載しています。

もくじ

口絵　人生紙芝居『世界の海へ』『かまや母さん』
はじめに　2
プロローグ　8

第1章

理論編
人生を知る・伝えるケア

1. ケアとしての人生紙芝居　16
　1) 老人ケアとは何か　16　　2) 生きてきた時代の違い　16
　　ケースⅠ：悲惨な戦争体験を持つAさんと人生紙芝居　18
　3) 相手の見方を広げてくれる人生紙芝居　21
　　ケースⅡ：攻撃的に見えるBさんの心の内に気づかせてくれた人生紙芝居作り　22
　4) 回想法　24
　　①認知症と回想法　24
　　ケースⅢ：語りたいことがあれば、障害を越え他者とつながっていける　26
　　②介護家族と回想法　28
　　ケースⅣ：Dさんの夫の語りが明日からの介護に力を与えた　29

2. 老人ケアの3ステップ　31
3. 個が輝く究極のグループワーク　33
4. 作るプロセスにこそ価値がある　34

第2章

実践編
紙芝居を作って人生をかみしめよう

1. 人生の聴き取り　41
　1）聴き取りの場所　41　　2）昔の写真を見ながら　42
　3）"思い"も併せて聴き取る　42

2. ストーリーを考える　44
　1）ストーリー作りが勝負──的を絞り込むポイント　44
　2）自分の知識を補強し想像力を高める──入念な下調べの方法　47

　　ケースⅤ：下調べ作業により、ケアのあり方に改善を及ぼした例　48

3. コマ割りをする　53

4. 下絵を描く　58
　1）下絵を描くポイント　59
　2）下絵描きをさらに楽にしてくれるスゴイ裏ワザ　63

5. 色塗り　66
　1）色選び　67　　2）高齢者に色を塗ってもらうための工夫　67
　3）"人生かみしばいで、人生かみしめ合う"ことが一番大事　68

6. 縁取り　69

7. 台紙に貼り付ける　70

8. 台詞を考える　71
　1）解説調は聴いていてつまらない　71
　2）台紙の裏に台詞・ト書きを書く（貼る）　72

9. 演じ方の練習　74

　　実況中継　～Nさんの人生紙芝居ができるまで～　75

第3章

発展編
人生紙芝居で交流の輪を広げよう

1. 見学者に「ウエルカム人生紙芝居」でおもてなし 88

2. 地元小学生への戦争体験の伝承活動 89
　1）人生紙芝居を使った出前型「平和の授業」 89
　　ケースⅥ：『ゆびきりげんまん』の主人公Tさんの最期の1年 92
　2）地元の貴重な戦跡にスポットを当てた紙芝居 94
　　戦跡を題材にした紙芝居
　　ケースⅦ：『あなたを忘れない～太平洋戦争中の白川で～』 95
　　で国際交流も！

3. まだある、こんな利用法──「年賀状」 97

4. まだある、こんな利用法──「人生絵本」 98

人生紙芝居 Q&A 101

おわりに 110

装幀・本文組版　山原 望

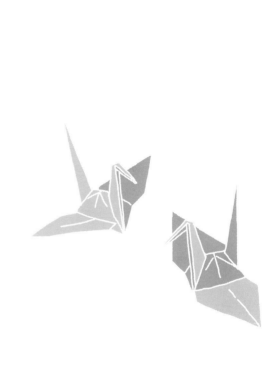

プロローグ

　これから紹介する"回想レクリエーション"は、回想法（後述）をベースにしながら行うもので、その制作過程が介護施設のレクリエーション活動にもなるという新しい方法です。
　具体的には、ひとりのお年寄りの人生を聴き取り、それに基づいてストーリーを考え、紙芝居に仕立てて、みんなの前で上演します。その人が主人公となって登場する"世界で唯一の、私の紙芝居"というわけです。私はこれを「人生紙芝居」と名付け、すでに80の人生を回想するお手伝いをしてきました。
　制作に少々時間はかかりますが、最終的に紙芝居という「物」にする点で、その場限りの刹那的なもので終わっていた従来の回想法のセッションとは大きく違ってきます。
　まず「人生紙芝居」の制作過程そのものが、作業参加者による回想法のグループワークになります。また、完成した「人生紙芝居」を使うことにより、いつでも・どこでも・何度でも、グループでも・個人でも、たちまち回想の世界へと導くことが可能になります。
　さらに回想する内容が、昔の暮らしというような一般的なものではなくて、自分の人生そのものであるという点がポイントです。
　自分の「人生紙芝居」を観るとき心に去来するものは、自分が「かくもしっかりと生きてきたのだ」ということを再確認できた満足感や高揚感なのです。それは懐かしさといった感傷的なものを遥かに超えたものと言っていいでしょう。
　たとえ認知症が進んだ人であっても、回想レクリエーションは有効です。しかも「人生紙芝居」の場合は、回想の対象が自分自身になるため、その有効性は高まります。
　人生の印象的なシーンが紙芝居の絵として目の前に提示され、さらには我が子の呼び名やふるさとの地名など、その人にとってのキーワードが台詞として次々と読み上げられる「人生紙芝居」の力を借りることで、彼らの回想はより焦点が

合ってきて、まわりの人との共感もより確かさを増すことができるのです。
　死がより現実的に感じられる高齢者には、「人生の総括をしたい」「良い人生だったと言える自分になりたい」という非常に大きな欲求があります。気力も能力も十分な元気老人ならば、この欲求を満たすために自叙伝を書くことも可能でしょう。
　しかし、要介護状態にある高齢者が自ら何か行動を起こすのは難しいケースも多くみられます。これに対して今まで介護現場では、この欲求に応えるための具体的アプローチを積極的にはしてこなかったのではないでしょうか。
「人生紙芝居」は、来たるべき死への準備をするケアとしても、介護現場に新たなアプローチ方法を提案します。

本人やまわりの人たちにも良い変化が

　すでに「人生紙芝居」に何か底知れない魅力やパワーを感じている人も少なからずいると思いますが、その最も素晴らしいところは、制作過程において、あるいは完成した後からも、本人を含め、その人に関わるさまざまな人たちに良い変化をもたらし続けてくれるという点です。
　私は「人生紙芝居」を高齢者デイサービスの現場で制作し上演していますが、その制作にあたっては、主人公となるお年寄りはもちろんのこと、デイサービスに通うほかのお年寄りや、世代の違う介護職員たちにも、レクリエーション活動の一環として作業に参加してもらっています。
　そのため下絵に絵の具を塗るなどの作業は、主人公の人生をみんなで共有する貴重な時間となります。"人生かみしばいで、人生かみしめ合い"を行うなかで、お年寄り本人も、まわりのお年寄りも、介護職員も、それぞれがいろいろなことに気づかされ、さらには認め合う関係づくりへとつながっていくのです。
　では、「人生紙芝居」を制作・上演すると、どれだけ良いことがあるのか、ここでまとめておきましょう。

① 相手のことをより知ることができる

　介護サービス利用に際して行われるインテーク面接では、病歴やADL（日常生活動作）の把握が優先され、職歴などはごく簡単な聴き取りしかしません。

　ところが「人生紙芝居」を作るためには、お年寄りのこれまでの人生についてじっくりと聴く必要があります。これまでの人生を知るなかで、その人の物の考え方や価値観、人生哲学などをも理解することができます。

② 高齢者と介護職員の世代間ギャップを埋められる

　介護を受けるお年寄りは90代、介護する人は20代といったケースでは、それぞれ生きてきた社会環境があまりにも違いすぎます。

　高齢者はどんな時代を生きてきたのか、どんな暮らしをしていたのか、何を大事に思って生きてきたのか。それらを「人生紙芝居」に描き出すことで、若い世代の介護職員が高齢者を理解しようと努める際の大きな助けになります。

③ その人らしさを大事にした生活ケアを考えられるようになる

　「人生紙芝居」には、その人の仕事ぶりや大切にしてきた家族との思い出などが描かれますが、長い年月をかけて築いてきた"真のその人らしさ"も自然と表れてきます。

　介護現場では、その人らしさを踏まえた個別ケアが最も大切です。「人生紙芝居」を観た介護者は、その人にどんな役割を担ってもらうのが相応しいのか、誕生日会をその人らしい内容にするにはどうしたらよいのかなど、"○○さんらしさ"を常に意識したケアを考えられるようになっていきます。

④ 高齢者の自己肯定感がアップする

　体が思うように動かなかったり、記憶が曖昧でまわりから「呆けたね」と言わ

れたり、自信をなくすことが多い日々を送っている要介護高齢者。そんな皆さんが、自分のこれまでの歩みを「人生紙芝居」とともに振り返ることで、若いときは人の何倍も働いて家族を養ったのだという誇りを取り戻したり、夫や子どもに恵まれて幸せな人生だったと改めて感じたりして、自己肯定感がアップし、心の安定につながります。

⑤ 認知症のケアにヒントを与えてくれる

「問題老人」と言われている人の日々の行動にうんざりしている介護職員も、「人生紙芝居」を通してその人の若い頃の姿を知ることで、また少し違った見方ができるようになります。まずはそこからです。

「人生紙芝居」は、長い人生話のなかから「その人が誇りに思っていること」「まわりから認めてもらいたいこと」に的を絞って描かれます。それはそのまま、その人の"ケアのツボ"です。ツボを押さえたケアが提供できれば、介護現場の大方の問題は解決へと向かいます。

帰宅願望を訴える認知症の人に、彼の「人生紙芝居」を見せただけで内容に夢中になり、帰ることを忘れてしまうという例がありました。被害妄想が強く、対人攻撃でトラブル頻発の認知症の人に、彼女の「人生紙芝居」を何度も見せて、彼女の仕事ぶりや家族への献身を介護者が認め、称え続けるうちに、被害妄想的発言が影を潜めたという例もありました。

⑥ 現場の雰囲気が良くなる

介護現場では、障害の軽いお年寄りが重度の人に差別的態度をとったり、バカにしたりということがよくあります。そんなときは、障害を負う前の、認知症になる前の、その人の人生がどんなであったかを、語れなくなったその人に代わって「人生紙芝居」で示してあげましょう。

先ほどまでバカにしていた人が「あんた、戦争で旦那を亡くして苦労したね

ぇ」と涙を浮かべたり、「町の助役にまでなったの!? すごい人だね」と相手をほめたりして、その場の雰囲気がとても良くなります。

また、戦争で夫を亡くした人など、似たような境遇の人が複数いる場合は、「人生紙芝居」の上演をきっかけに、当時の苦労話を語り合い、ピアカウンセリング的な場になることもあります。

⑦ お年寄りとの距離が一気に縮まり、絶大な信頼を得られる

自分の人生話をもとに、介護職員がどう紙芝居にまとめるのか、話した本人は期待でいっぱいです。だからこそ職員としてはストーリーを練るのに大いに悩みます。

いざ、完成した「人生紙芝居」を観たとき、その内容がまさに自分の認めてほしいと思っている部分と合致していれば、「よくぞ私を理解してくれた！」と職員に寄せる信頼は揺るぎないものに変わります。この先10年かかって少しずつ縮まっていくはずの互いの距離が一瞬にして縮まった感じがして、鳥肌が立つほどです。

「人生の最後にあなたと出会って良かった」と思ってもらえる介護者にきっとなれます。

⑧ 地域の中で活用することで、
高齢者の社会参加・社会貢献が可能になる

多くの労力をかけて出来上がった「人生紙芝居」。ぜひ、お年寄りと一緒に地元の小学校を訪ね、子どもたちの前で上演してみてください。

そこに描かれている地場産業や郷土の行事、戦争体験などは、住んでいる地域や日本の歴史について学ぶ子どもたちにとって、貴重な資料です。戦争などの難しいテーマであっても、紙芝居という形であれば、子どもたちは興味を持って話を聞いてくれます。

高齢者は、自らの人生経験を若い世代に語り継ぐという役割を担うことがで

き、社会的有用感に満たされます。

　自分の「人生紙芝居」を作ってもらったお年寄りやそのご家族は、皆さん大変喜ばれます。「家宝にします」と言われたり、「親戚の人が家に来たので、紙芝居を見せたよ」と報告してくれたり、葬儀の祭壇に「人生紙芝居」が飾られていることもしばしばあります。
　さまざまな人生をたどり、いろいろなものを心に抱えながら、近づいてくる死に向き合っている要介護高齢者への支援。それは目の前のお年寄りの姿とともに、その人の80年、90年の人生の歩みというものを同時に見ながら介護していくことが重要です。
　私たち介護職の仕事は、非常に難しくもあり、また、ほかの職種ではけっして味わうことのできない魅力を持っています。
　「人生紙芝居」をあなたの職場でもぜひ取り入れていただき、老人ケアの楽しさ・素晴らしさを味わってもらいたいと思っております。

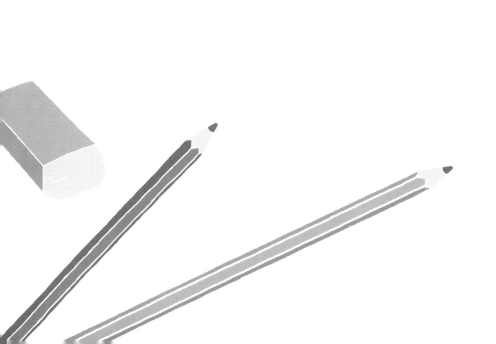

第1章

理論編

人生を知る・
伝えるケア

1. ケアとしての人生紙芝居

　人生紙芝居は、いわゆる紙芝居作品としての活用価値もありますが、老人ケアの実践の中で制作していくものであり、ケアと切り離しては考えられません。人生紙芝居を作ること、そして上演することが、すなわち高齢者の「ケアになる」ということを分かりやすくお話ししていきましょう。

１）老人ケアとは何か

　あなたは「老人ケア」というと、まず何を思い浮かべますか？
　食事介助、入浴介助、排泄介助、移動介助、これらはすべて生活動作の介助です。お年寄りひとりではできない難しい部分を、家族なり介護職員なりが手を貸して補います。
　介護施設の職員は、一日中これらの仕事に追われるあまり、こうした介助行為こそが老人ケアだと思いがちですが、「介助行為＝老人ケア」ではないと私は考えます。
「ケア」とは、相手をもっと知り続けようとする関わりであり、相手の心に作用するものだと思います。
　だから、親子関係、夫婦関係、友人関係やご近所との関係においても、常に他者との関係を築き、継続し、深めていく上で「ケア」が必要になってくるのですが、ここでは高齢者介護の現場に限定して「ケア」という言葉を考えていきます。

２）生きてきた時代の違い

　私たち介護職員が日常的に関わっている人々は、だいたい80代、90代の人が大半だと思います。彼らは大正時代の末期から昭和の初めの頃に生まれ、10代、20代の頃に太平洋戦争を経験しています。そして戦後の何もない時代から、体を

張って真面目にコツコツ働いて、今の豊かな日本の土台を築いてくれた人たちです。まさに激動の時代を歩いてきた人たちなのです。

　一方、彼らを介護する側の人間はどうかというと、高度経済成長の頃に生まれ、あるいは平成に生まれ、豊かで平和な社会の中で育ってきました。物が溢れ、情報が溢れる時代、明日食べる米がないという経験をした人はあまりいないでしょう。

　人の一生として見たとき、結婚や出産、子育てというのは、私たちも同じように経験した、あるいは経験し得ることです。しかし、戦争体験についてはその限りではなく、経験の有無が私たち介護職員の高齢者理解という点で、非常に大きな溝を生んでいます。

　平和ボケしてしまった私たち世代は、戦争といっても、どこか他人事のように感じてしまうところがあります。本当は戦争中のあまたの犠牲があったからこそ、この平和な世の中が築かれたわけなのに。

　おまけに現場では、お年寄りに戦争の話を聞くことはタブーだというような風潮があります。「つらい体験を思い出させたら、かわいそうだ」という理由からです。だからあえて触れません。

　一方、お年寄りの方も「目の前のこんな若い人たちに戦争の話をしたところで、何が分かるというのだ」「そんなことに興味がないのに、年寄りはうるさいなあ、くどいなあと思われるだけだ」というような思いがあって、自ら語ろうとはしません。こうして高齢者にとって、自分の来し方を振り返ったときに、けっして抜きには語れない戦争体験を、さもなかったように封印して、家族や介護職員と日々向き合っているのが現実です。

　時には、介護職員も「そういえば自分の親もそうだったな」「自分の祖父母も似たようなことを言っていたな」というような頼りない手がかりを手繰り寄せて、相手を理解しようということはあったかもしれません。しかし、そんな付け焼き刃的な対処の仕方では、とうてい相手を理解することなどできません。なぜなら生きてきた時代は同じであっても、暮らしていた場所や、子どもがいたのか、それともまだ独身だったのかというような境遇の違いなどによって、ひとり

ひとりが固有の戦争体験を持っており、十人十色の人生が紡がれてきたからです。

夫婦も所詮は他人であるように、相手とまったく同じ人生を体験することはできません。だから究極のところ、相手を完全に理解することは不可能です。

しかし、どこまでも相手を理解しようと努める姿、それ自体は確実に相手に伝わります。そこに信頼関係が生まれるといってよいでしょう。

人生紙芝居を制作する際、まずは相手のこれまでの人生について、徹底的に聴き取ることが必要になってきます。よく理解しないと紙芝居のストーリーをどう展開させていくかが、具体的に思い浮かびません。そのため、この聴き取りの段階は力を入れることになります。

あなたのことを人生丸ごと理解したいという聴き手の真剣な姿に、相手はきっと感動し、信頼を寄せてくれるでしょう。

ケースⅠ：悲惨な戦争体験を持つＡさんと人生紙芝居

Ａさん（昭和４年生まれ・男性）は、口数のとても少ない人でした。頭脳明晰ながら、弱視で虚弱体質。家族の勧めで仕方なく、義務としてデイサービスに通っている感じでした。

戦争中、10代の多感な時代に家族で満州に渡り、終戦後の混乱の中で、家族のほとんどを目の前で亡くすという悲惨な体験をされたことは、薄々話に聞いていました。

人生紙芝居を作るにあたり、聴き取りのために自宅に伺うと、Ａさんには開口一番、「戦争のことは聴かないでください」と釘を刺されました。「構いません。お仕事のこととか、Ａさんが話したいことだけを話してください」と私が答えると、戦後間もない、機械化もまったく進んでいない頃の林業の話をしてくださいました。

斧を振り、やっと切り倒した巨木をすべて人力で木ゾリに載せ、枕木の上を滑らせながら山から運び出すという大変な力仕事にＡさんは従事されていました。

1. ケアとしての人生紙芝居

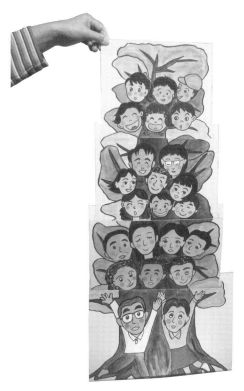

縦に伸びる仕掛けで家族が増えていくシーン。『山に生きる』より

そのうち、同席していた奥さんが、押し入れの中からアルバムをたくさん出してきて、「これが長男の結婚式の写真」「こっちは長女の結婚式の写真」というように、次々に見せてくれました。戦後にしては珍しく7人の子だくさん。孫は8人、ひ孫は6人います。

私は、戦争で両親や兄弟のほとんどを満州で亡くしたＡさんから、再び多くの子や孫、ひ孫が生まれていることに、一種の感動を覚えました。命は再び息を吹き返し、この地球上でしっかりと増殖し繁栄の道をたどっているのです。私はそのことを、**Ａさんの仕事でもある樹木の生命力に重ね合わせて表現しようと思いました。**

具体的には、Ａさんが多くの子を授かり、さらにたくさんの孫やひ孫が生まれるというくだりで、「Ａさんと奥さんが出会って生まれた小さな若木が、大地にしっかりと根を張って、枝葉を伸ばし、やがて立派な大木になりました」という絵にしたのです。

機械化される以前の林業の作業風景については、『写真ものがたり 昭和の暮らし 2 山村』（農山漁村文化協会）に掲載されている写真を参考に絵にしました。

太い丸太を何本も載せた木ゾリを、全身を使って操るシーンの絵を見たＡさんは「そうそう、この絵のとおり。よくこんな絵が描けたね」と、とても驚いていました。

第1章　理論編　人生を知る・伝えるケア

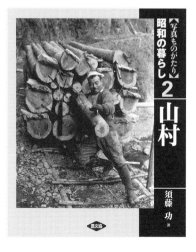
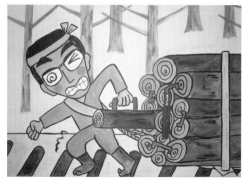

本の表紙の写真（左）を参考にして描いた林業の絵（上）。『山に生きる』より

　現在ではけっして見ることのない作業方法を調べ、画用紙の上に再現した私の努力を、Ａさんはすべて理解して、そこから私への信頼を一気に高めてくださいました。**今後10年かかって築き上げる人間関係を、人生紙芝居が一気に縮めてくれたのです。**

　その紙芝居が完成して間もなく、東京でドキュメンタリー映画『嗚呼　満蒙開拓団』（戦後の満州からの引き揚げ者へのインタビューで構成）が公開中という情報を得ました。「戦争のことは聴かないでください」と言ったＡさんに、私はそのことを知っているか、恐る恐る尋ねてみました。

　するとＡさんから「私も知っています。観てみたいけど、東京まではねぇ……」という返事。

　私たち職員は、Ａさんをより理解するために、順番で東京までその映画を観に行きました。そして1年半後、同映画の自主上映会を地元西伊豆で開催し、その場へＡさんを招待することができました。

　満州における日本の権力を強めるため、またソ連侵攻を食い止めるため、国策に従って次々と満州に送り込まれた満蒙開拓団の人たちが、ソ連侵攻・日本の敗戦を機に、自国からも見捨てられ、敗走を強いられた事実。おびただしい数の人命が失われ、多くの残留孤児や残留婦人を生んだ戦争の愚かさ。私はそれらを、

ぜひとも子どもたちに分かりやすく、紙芝居にして伝えたいと思い、思い切って、Ａさんにその旨を伝えました。

　１作目の紙芝居制作から２年ほどが経過していました。すでに強い信頼関係ができていたＡさんは、快くOKしてくださいました。

　そして完成した２作目の紙芝居『満州の悲劇』を持って、現在、地元小学校に「平和の授業」を出前し、子どもたちの前でＡさんは戦争の愚かさについて語ってくれています。

　もしかしたら、死ぬまで他人に語ることはなかった戦争体験。人生紙芝居が、ひとりの人の生き方にも影響を与えた一例です。

３）相手の見方を広げてくれる人生紙芝居

　「老人ケア」とは、激動の昭和を生き抜いてきた高齢者のことを、大きく様変わりした現代社会の中で育ってきた私たち介護職員が、共に生活しながら、どこまでも理解し続けようとする営みだと思います。

　そして、食事介助や入浴介助や排泄介助などのさまざまな介助行為は、相手を知ろうとする老人ケアの一場面であると考えます。介助は一対一で行われることが多いので、集団ケアが前提の介護施設の中においては、相手の話をじっくりと聴く絶好のチャンスとなるでしょう。

　実際の介護現場では、私たちの介助に抵抗して、つねったり、怒鳴ったり、あるいは無視したりする高齢者もいます。自分の介助行為を拒絶されたときは、私たちも人間ですから、内心はイラッときたり、落ち込んだりします。また、かなり重度化して反応も乏しい高齢者を介護する際は、無力感にかられることもあるでしょう。

　そうした場面では、介護職員は自分の感情を「自己覚知」した上で、職業倫理的に、あくまでも優しく愛情を持って、諦めずに、共感的に相手に関わろうとします。しかし、私たちも完璧な人間ではありませんし、やらなければならない仕

事が立て込んでいると、ついつい言葉かけが粗雑になってしまい、後で反省することも正直あるかと思います。

そんなとき、人生紙芝居があると、対応が難しい高齢者に対しても理解の幅を広げてくれて、職業倫理的に考えようと努めなくても、一個人としてごく自然に相手を心から尊敬できたり、頑固さの所以(ゆえん)を納得できたりします。

人生紙芝居に描かれているのは、介助なしでは生活そのものの維持も難しくなっている目の前のお年寄りではなくて、半世紀も前の頃の彼（彼女）が、まだ社会の第一線で世の中のため会社のため、家族のために必死で闘っている姿です。それはまさに介護職員である私たちの今とも重なり、お年寄りの生き様から教えられることが多々あります。

そのような人生をたどった先に、今、目の前のこの人があるのだという見方ができると、「この人、難しくて苦手だ」と思っていた人が、なんとも愛おしい存在に思えてきます。

相手を、全人生ごと理解することがケアであり、それができると介助行為そのものもスムーズに進みます。そして人生紙芝居は、相手の全人生に改めて思いを寄せる機会を与えてくれる、老人ケアの有効なツールなのです。

ケースⅡ：攻撃的に見えるＢさん（口絵『かまや母さん』）の心の内に気づかせてくれた人生紙芝居作り

Ｂさん（昭和７年生まれ・女性）は、やや被害妄想の傾向があり、一見、攻撃的に見える人でした。デイサービスの他利用者を非難する発言が多く、職員の言動を誤解して激昂(げきこう)されることがよくありました。そんなＢさんに対しては、職員も腫れ物に触るような感じで、とりあえず着ている服をほめたり、お天気の話題をもちだしたり、無難(ぶなん)な会話をするしかありませんでした。

そんなＢさんの人生紙芝居を作ることになり、ご本人とご主人から話を伺いました。

お子さんは娘ふたりだけ。現在は嫁がれて都会で暮らしています。

「ひとりぐらい、こっち（西伊豆）に残ってもと思ったけど、お父さん（夫）が、こっちに残す必要はない。嫁に欲しいと言ってくれる人のところに行くのが一番だ、と言うので……」とＢさん。夫の言うことには逆らえなかったのでしょう。

また、家は鰹節製造を行う「かまや」の仕事をしていました。当時は同業者もたくさんいて、街は活気に溢れていましたが、カツオ漁の衰退とともに、かまやもだんだんと廃業する人が増え、現在は１〜２軒を残すのみとなっています。時代の大きな流れの中で、Ｂさん夫婦も長年がんばってきたかまやを閉じました。娘ふたりが出て行き、かまやも廃業し、今は老夫婦ふたりきりの暮らし。仕事場も兼ねていた大きすぎる家がよけいにがらんとし、静まり返っています。

人生の聴き取りをする中で見えてきたのは、Ｂさんの心に抱えた「どうしようもない寂しさ」でした。いつも東京のご婦人方が着ているようなおしゃれな洋服に身を包み、まわりに対して攻撃的に見えるＢさんの外見とは裏腹に、妻として母として、愛情を注いできた「かまや業」や「娘たち」が、自分の手から離れていってしまった、その大きな喪失感から抜け出せない、弱いＢさんがいたのです。

子どもの巣立ちは、親にとってうれしい半面、寂しくてたまらないもの。私もとても共感できました。がらんと静まり返った家屋が、まさにＢさんの心象風景を表しているかのように見えてきました。

そこで、職員はこれまでの当たり障りのない言葉かけをやめ、共感的な声かけをしていくように改めました。
「体を張って、働いてきたのですね」「子育てって何なのでしょうか。寂しいですね」「正月に娘さんが帰ってくるのが楽しみですね」など、共に泣き、共に喜ぶの精神です。

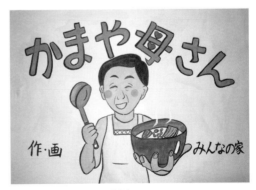

『かまや母さん』の表紙。
カツオの潮汁を手に優しい笑顔

また、Bさんが娘さんたちによく作ってあげた家庭料理（カツオの潮汁）を、みんなで作って昼食に食べたりもしました。
　紙芝居作りをきっかけに、職員のBさんに対する見方が大きく変わり、より良いケアにつながった事例でした。
　その後、Bさんは、「みんなの家」の職員をとても頼りにされるようになり、主治医から「精神的に安定している」と感謝されるほど、内面的な変化を示されました。

・・・

４）回想法

①認知症と回想法

　介護職の間で「回想法」という言葉は耳慣れたものになってきています。
　介護施設の利用者の中から何人かを集めてグループをつくり、そこに司会進行役として職員１～２名が入って、その日のテーマに関連する昔の物品や写真を目の前にしながら、参加者それぞれが思い出を語り合うというグループ回想法。採用している施設も増えているようです。
　そこまで本格的な形式をとらずとも、たまたまその場に集まっていたお年寄りたちが、郷土の伝統行事が開催されたことを報じる地元新聞を見たのをきっかけに、「昔は若者が多かったから、もっと夜遅くまで祭りが盛り上がっていたものだよ」などと昔話で勝手に盛り上がっていることもあって、これもまた回想法の一場面と言えます。
　回想法には、昔の思い出を語り合いながら楽しい時間を過ごすことにより、互いの親しみが増し、日々の生活場面においても精神的に安定するといった効果があるとされています。それは認知症の人にも有効だと言われます。
「認知症の人は、最近のことは覚えていないけれど、昔のことならよく覚えている。また、彼らは物忘れのため、他者とのコミュニケーションがうまくいかず、よく分からないことだらけの中で暮らしており、絶えず不安を感じている。だからこそ、

回想法により認知症の人の昔の記憶に働きかけて、彼らの豊かな感情を引き出し、最終的に心の充足やまわりに対する安心感を得てもらおう」という理論です。

大変理想的な話に聞こえますが、認知症の人の中には、こちらから話しかけても反応が乏しい人や、話したとしても言葉がトンチンカンすぎて、みんなでその人の発言を共有・共感することが無理な人もいます。そのような認知症の人が相手となると、意図するテーマに沿ってスムーズな会話を成立させることは非常に難しくなります。

けっして認知症の人に回想法は不向きであると言っているのではありません。**認知症がかなり進行している人に対しては、回想する題材について、もっと考える必要があるように思います。**

そのことなら眠気も一気に吹き飛び、思わず話したくなってしまう、そんな心のフォーカスにぴたりと合った題材の提供が必要ではないでしょうか。認知症だけに限らず、病気や障害が重いため、あるいは失語症などの言語障害があるために、コミュニケーション能力や意欲が低下している人たちに対しても同様です。

思わず話したくなること。それは、いわゆる"一般的"な昔の話ではなくて、とことん"私"に関する昔の話なのです。それゆえ、人生紙芝居（作り）は、認知症高齢者にとって最も適した回想法ツールと言えるのです。

認知症の人が、日々の生活の中で、自分のこれまでの人生について振り返り、しかも誰かにそれを説明するという機会はほとんどありません。ところが、あるとき、いつも世話になっている介護施設の職員が家にやって来て、「あなたの人生紙芝居を作りたいので、これまでの人生について話を聞かせてください。昔のアルバムがあれば、ぜひ見たいです」と言われます。そして、家族が事前に用意してくれていたアルバムの頁を職員と一緒にめくりながら、ご本人も古い白黒写真の一枚一枚に目をやります。

職員「この若くてきれいな女性は〇〇さんですか？」
本人「ええ、それ私」
職員「やっぱり。美人ですね〜」
本人「やだ、そうでもないわ」

職員「この人、旦那さんですか？」
本人「そうね」
職員「優しそうな人ですね。実際はどうでした？」
本人「厳しかったよ。軍隊に行っていたから。お酒もいっぱい飲んだ」

徐々に記憶がよみがえり、昔の思い出を断片的に話してくれます。

やがてそれは、**いろいろあったけど自分なりに一生懸命やってきたのだ、という自己肯定感へとつながっていきます。**

最近は少し歩いても息が切れ、物忘れが多くて同居家族から注意されたり、自分を情けなく思うことばかりだったけれど、アルバムを見ながら語り終えてみると、気分がすっきりしたような、久し振りに自分のことをほめてあげたいような気持ちになった——これはとても大事なことです。

ケースⅢ：語りたいことがあれば、障害を越え他者とつながっていける

がっしりとした体格のＣさん（大正10年生まれ・男性）は、つい最近まで農業や養蜂業を元気に続けていました。しかし90歳を過ぎたあたりから一変。長年連れ添った妻が亡くなり、自身も脳梗塞で倒れ、体力や気力がめっきり落ちてしまったのです。

体に麻痺は残らなかったものの失語症になり、言語訓練を受けるために、みんなの家のデイサービスに通い始めました。様子を見ていると、失語症のため、こちらの声かけが頭にまったく入っていかないのか、「よーく頭がおかしくなったよ」と返してくるばかり。リハビリ担当の言語聴覚士も、「認知症ではないと思うが、一応、補聴器が合っているかどうかも調べてみたい」と手探り状態でした。

人生紙芝居を作るにあたり、本人からの聴き取りが不可能なので、娘さんから話を聴きました。みかん栽培や米作りなど農業を幅広くやっていましたが、なかでも養蜂業はその地域でいち早く始めたとかで、まわりの養蜂家たちがいろいろと指導を仰ぎに来たそうです。

現在は、やや遠方に住む息子さんが週末にやって来ては、蜂の世話を引き継いで行っているとのこと。家の入り口に蜂蜜を搾り取る機械や、来春に備えて製作途中の新しい巣箱が置いてあるのを目にして、Cさんの人生紙芝居は養蜂業を中心に描いていこうと決めました。

養蜂家の仕事を紹介する児童書も購入し、そこに掲載されて

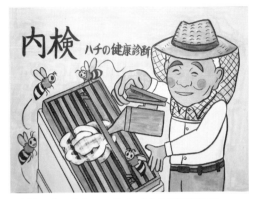

巣箱の中のかわいいミツバチの健康状態をチェック。『ミツバチと共に』より

いるたくさんの写真をデイサービスに来られたCさんと一緒に見ながら、なんとかご自身の言葉を引き出そうと試みましたが、「おまえ、（養蜂業を）やるのか？」と尋ねられるばかり。仕方なく児童書に紹介されている養蜂家が語っている「養蜂のやりがい」や「ミツバチたちをかわいく思う気持ち」などをCさんの気持ちと考えて、紙芝居のストーリーを練りました。

そうして出来上がった『ミツバチと共に』をCさんの誕生日会に初上演する際は、話を聴かせてくれた娘さんも来てくれました。紙芝居は、ミツバチも我が家族と思う養蜂家の姿を伝えるとともに、みかん栽培は娘さんが、養蜂は息子さんが引き継いでくれて、Cさんが子どもたちに感謝をしているという内容です。

Cさんは、**自分の顔とそっくりの登場人物が次から次へと出てくる紙芝居に釘付けでした。失語症のため、台詞は十分に理解できなかったかもしれませんが、紙芝居の絵を目で追うことで、ある程度の内容は把握できたと思います。**

観終わった後、いきなりCさんがとうとうとしゃべり始めました。いつもは口数が少なくて、職員が話しかけても俺は分からないからダメ、というようなジェスチャーで返されることが多く、その先へ続かなかったのですが、このときは5分以上、ずっと私たちに向かって話し続け、止まらないのです。

失語症のCさんが言っていることを全部は理解できませんでしたが、彼が満足

気であるのは確かでした。「Cさんって、こんなにも話す人だったっけ？」と職員たちもびっくり。

　心の底から話したいことが湧き上がってきたとき、失語症なんて関係ありません。自然と口が動いて、相手に何とか伝えようとするのです。**自分のことをまわりの人に分かってもらいたい、再び他者とコミュニケーションをとりたい、そういう気持ちになれたCさんの姿に感動しました。**

　そのとき以来、Cさんはみんなの家の職員やまわりの利用者に強い親近感を抱くようになり、いつもニコニコ顔で「おまえ、俺は好きだなあ」とか、「あんた、前にどっかで会ったと思うなあ」とか、大体が口説き文句ですが、自分の方からコミュニケーションをとろうとするようになり、ムードメーカー的存在になっていきました。

・・

②介護家族と回想法

　あなた自身も、普段、悩みがあるときに友人に話を聴いてもらうだけで、なんだか気持ちがすっきりしたという経験はあるでしょう。語るという行為には、自分へプラスに働く力があるのです。

　そのため、社会福祉協議会が地域の介護者に呼びかけ、介護負担の軽減の一助として「家族介護者教室」を開催し、日頃の悩みを語り合ってもらったり、全国各地に「認知症の人と家族の会」が組織され、認知症介護家族のつどいが開かれたりしています。

　介護者の精神的負担を軽減するアプローチとしては、人生紙芝居も有効です。この紙芝居作りは、主人公となるお年寄りへの「人生の聴き取り」から始まりますが、その人が認知症であったり、言語障害などがある場合は、家族に同席していただいて、家族からも聴き取りをしていきます。それは、**介護する人・される人のこれまでの歴史を振り返る作業でもあり、介護家族に対する回想法と言えます。**

　介護家族は日々の介護のことで頭がいっぱいですが、紙芝居作りのための聴き取りに応じているうちに、頭の中が少し整理され、夫婦や親子として共有してき

たとてつもなく長い時間や、夫（妻）や親への感謝の気持ちを改めて思い出し、それを言葉にして語ります。そして再び、新たな気持ちで介護に向かうことができるようになるのです。

介護家族同席の聴き取りは、介護サービス利用者であるお年寄りに対するご家族の深い思いを知る機会にもなり、介護職員にとって非常に有意義です。この介護家族のために、私たち職員もがんばろうという思いに立てれば、おのずと良いケアも提供できます。

ケースⅣ：Dさんの夫の語りが明日からの介護に力を与えた

　Dさん（昭和7年生まれ・女性）は、かなり認知症が進んだ状態でした。デイサービスでも、廊下の手すりを取り外そうと引っ張る動作を繰り返したり、座布団の縫い目を手でほどくことに没頭したりという行動が目立ちました。他人に暴力を振るうようなことは一切なく、Dさんのまわりには静かな時間が流れていましたが、それはむしろ自分ひとりの世界に入り込んでいる時間が大半を占めているからで、こちらからの言葉かけが彼女に届いたとしても、それはかなり不確かなものでした。

　自宅では夫とふたり暮らし。介護しているご主人もたくさんの病気を抱えていました。それでも妻の足がこれ以上弱らないようにと、ご主人が近所を一緒に散歩する姿をよく見かけました。Dさんは足も手もよく動くので、次から次へと身近にあるものを執拗にいじって壊したり、どこかへやってしまったりで、介護は本当に大変だと思います。

　その頃、Dさんの人生紙芝居を作ることになり、ご自宅に聴き取りに伺いました。もちろんDさん自身は話すことができないので、すべてご主人から話を伺いました。

　ちょうど金婚式を迎えたばかりとのこと。ご主人が結婚式をあげた日にちも正確に記憶されていることに驚きました。**この夫婦の出会いから今日に至るまでの**

歴史、夫婦愛をテーマに人生紙芝居を描こうと直感的に思い、聴き取りを続けました。

　少し離れた土地で暮らしていたふたりは、結婚前にラブレターのやり取りをしていました。筆まめなDさんは、3日に1通くらいの割合でラブレターを出していたそうです。

　今はご主人がDさんの介護をしていますが、以前はご主人の方が病気がちで、何度も救急車で運ばれ、入院したり手術をしたりと、Dさんに心配をかけ通しでした。少しでも夫に体力をつけてもらおうと、Dさんは夫の病気に配慮した料理を作っては食べさせるなど、献身的に看病をしてきました。

　そんなこともあって、ご主人の口から「今、俺が生きているのは、すべて妻のおかげなんです」という言葉が出て、夫婦の半世紀に及ぶ歴史をおのろけいっぱいに語ってくれました。

　時計を見ると、すでに3時間が経とうとしています。**最後にご主人が「紙芝居に、俺が（妻のことを）愛していた、と書いておいてください」と言いました。**

　80歳ぐらいの日本人男性は、なかなか「愛している」などと言わない世代だと思います。でも、自分たち夫婦の50年を振り返る中で、改めて妻がずっと自分を支えてくれたことを思い出し、素直に出てきた言葉なのだと思います。

　そして、今度は自分が認知症を発症した妻を精一杯支えようと、気持ちを強くした瞬間でもありました。もちろん、その覚悟は以前から胸の中にあったとは思いますが、改めて言葉にして相手に伝えることで、その覚悟はより確固たるものになります。その後も夫は自らも闘病しつつ、Dさんの介護を続けていきました。**"語る"ことが、そ**

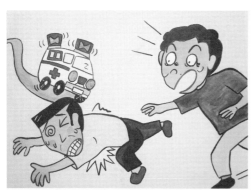

「あなた、大丈夫!?」ピーポーピーポーとサイレンを鳴らして救急車が駆けつける。
『安良里情話』より

こから先を生きるための力になることを実感した聴き取りでした。

　もうひとつ、この人生紙芝居の中で、夫が倒れ、驚いたＤさんが「あなた、大丈夫!?」と駆け寄り、救急車がピーポーピーポーとサイレンを鳴らして駆けつけるシーンがあるのですが、この救急車のサイレンのところで、Ｄさんは必ず涙を流すのです。認知症が進み、自分の世界に入り込んでいるようなＤさんなので、まさかそのような反応を示されるとは思ってもいませんでした。愛する夫の体のことを、本当に心配してきたからこそ流れる涙なのでしょう。その涙に、今も変わらず夫を愛し続けているＤさんの真心を見せていただき、私たちも目頭が熱くなりました。

　十分に聴き取りを行って、真実を描くことの大切さを教えられた、忘れられない作品です。

2. 老人ケアの３ステップ

「老人ケア」は高齢者をもっと知り続けようとする関わりであるとした場合、そこには大きく次の３段階があると考えています。

> 第１ステップ…相手の話を聴く
> 　　↓
> 第２ステップ…相手にこちら側の理解内容を返す
> 　　↓
> 第３ステップ…みんなで共有する

　第１ステップは、まず**相手の話を共感的に聴く**段階です。聴いて相手を自分なりに理解することは、介護職員が常々心がけ、行っていることだと思います。でも、だいたいここで終わってしまいます。

　次の第２ステップでは、自分なりに理解したことを相手に返していきます。

　話を聴きながらの相づち（「なるほど、苦労したのですね」「それはつらかっ

でしょうね」など）は第1ステップに含まれるので、この第2ステップでの「返し」というのは、もっと深い理解内容を指します。

　つまり、その人の語った出来事、たどってきた人生、また、そのときどきに抱いていた感情や今の思いについて、**こちらがどう理解したかをその人に返すことです**。これにより、相手は、話を聴いてくれたという満足感を得たうえ、さらに、自分がどのように理解されたのかを"確認"することができ、より満足度がアップします。

　その結果、「この人は私の良き理解者である」という絶大な信頼感が生まれます。

　では、どうやって返せばいいのでしょうか。

　その場の会話で返すよりは、文章にして、あるいは人生紙芝居にして返すとよいでしょう。そうすれば、本人のペースでゆっくりと読んで、眺めて、確認作業を行うことができます。また、何回も読み返すことも可能です。

　文章にして返すという方法について一例をあげましょう。

　みんなの家では毎年、終戦記念日に向けて、デイサービスの利用者ひとりひとりから戦争体験を聴き取り、それらを小冊子『戦争の思い出』としてまとめて利用者に配付しています。「良いものを作ってくれたね」と、利用者にはとても好評です。

　介護現場では、食事の支度やトイレ誘導など、こなさなければならない日常業務が次々とあって、なかなか聴き取ったことを文章や人生紙芝居にして返すという時間的余裕はないと思います。でも、ちょっと待ってください。本当に今のままでよいのでしょうか。

　もし、利用者が「話をよく聴いてくれる職員、いいなと思う職員はいても、自分のことを本当によく理解してくれている職員、絶大な信頼を寄せている職員はいない」と考えていたとしたら……。それは、近い将来、自身の死というものに直面していかなければならない高齢者にとって、とても悲しい現状です。そういう人間関係から一歩抜け出すには、やはりケアの第2ステップが必要です。

　第3ステップは、さらに「老人ケアの上級編」と言えます。第2ステップまでは、「あなたと私」の関係、高齢者と介護職員の一対一の関係の上で行われるこ

とです。第3ステップでは、「あなた（高齢者）から聴き取ったことを、私（介護職員）だけでなく、私のまわりの人たちに伝え、さらに多くの共感者をつくる」というところまで進めていきます。

　施設内の、「私」以外の介護職員や他利用者に共感が広がれば、当人にとってその施設はより居心地の良い場所になります。また、施設を越えて、地域の人たちや学校の子どもたちと共感できれば、当人にとって無条件に自分という存在が肯定された喜びに浸ることができるのです。

　日常のケアにおいて、なかなか第3ステップに相当するところまで展開していくことは難しいのですが、**人生紙芝居はまさに第3ステップまで突き進める、魅力的なアイテムと言えます。**

3. 個が輝く究極のグループワーク

　みんなの家では、基本的にデイサービスの利用を開始された人の、最初の誕生日会に向けて人生紙芝居を制作します。そして当人のお誕生日会の中で、出来たてほやほやの人生紙芝居を初めて上演します。

　デイサービスの一日の定員は10人ですが、その中でも認知症の軽い人が認知症の重い人をバカにしたり、全介助状態に近い人に対してほかの利用者が「あんなふうにはなりたくないね」「あんなになる前に死にたいよ」とひそひそ話をしたり、ということが日常的にあります。他者との比較の中で生きているのが私たち人間ですから、そういう思いを抱くこと自体は責められないと思います。

　しかし、ケースⅣでご紹介したＤさんの人生紙芝居を上演したときのことです（Ｄさんの人生紙芝居『安良里情話』のテーマは夫婦愛。結婚50年。病気がちの夫を支えてきたＤさんの人生と、今は好きなパチンコもやめて妻を献身的に介護する夫の姿を描いた作品）。

　いつも自分の世界に入って繰り返し行動をしたりしているＤさんのことを、普段は冷たい目で見ていた利用者の皆さんが、口々に「旦那さんの病気で、あんた

も苦労したね」「あんたは優しい旦那がそばにいて幸せだね。うらやましいよ」と感想を述べました。

　Dさんも皆さんから向けられる笑顔にうれしそう。

　他利用者の中には軽い認知症の人もいますので、しばらくするとまた、繰り返し行動をしているDさんに向かって、「あの人、バカになったなあ」と言ったりするのですが、それでも人生紙芝居を観た直後だけでも、Dさんに優しい言葉をかけてくださるのはうれしいことです。

　ほかにも、食事も全介助の重度な人が、人生紙芝居の中で「働き盛りの頃に民宿組合の組合長として大活躍した」と描かれているのを観て、その人に尊敬のまなざしが向けられるということもありました。

　集団の中で自分の生き方や存在が認められるということは、明日を生きる大きな力になります。その力を得るためには、集団の場に参加し、社会的な存在として身を置く必要があります。しかし、集団は必ずしも個人に対して常に温かいものではありません。そこで集団の認め合う力をうまく引き出すツールとして、人生紙芝居は大変有効です。

　認め合う力は、人生の最期、死を間近に感じている高齢者の孤独を優しく和らげてくれます。

4. 作るプロセスにこそ価値がある

　人生紙芝居をひとつ完成させるまでには、次のように、たくさんの工程があります。

　【9段階の制作工程】
　①人生の聴き取り→　②ストーリーを考える→　③コマ割りをする→
　④下絵を描く→　⑤色塗り→　⑥縁取り→　⑦台紙に貼り付ける→
　⑧台詞を考える→　⑨演じ方の練習

各工程における具体的な作業内容については、第2章で詳しく説明していきます。

ここでは人生紙芝居の制作工程の中に、すでに非常に重要なケア効果があるという点について見ていきましょう。これまでの内容と重複しますが、実際の制作工程の「どの部分に、どのようなねらい」が込められているのか、今一度、確認しながらお読みください。

まず、「**工程① 人生の聴き取り**」です。

作り手（職員）にとっては、相手（主人公となるお年寄り）の人生を深く知る、またとない機会になります。日常のケア現場では把握しきれていなかった内容について知ることになり、それが今後のケアプログラム（例：相手の得意料理をみんなで作る）の中に活かされることもあります。

相手にとっては、自らの人生を振り返る貴重な機会となり、それを"語る"ことによって、自己肯定感が増し、情緒の安定につながります。

そして、作り手と相手との信頼関係を深めることができます。

次に「**工程② ストーリーを考える**」です。

相手が「まさにそのとおり！」と納得する紙芝居のストーリーを編み出すためには、相手について、とことん理解しておかなければなりません。それゆえ、作り手は自らの知識を補完するために、インターネットや文献などを使って多くの事柄を調べます。例えば、相手の生きてきた時代背景、住んでいた地域の実情（郷土史）、従事していた仕事の変遷（産業史）等々についてです。

下調べを進める中で、作り手の相手に対する理解は一層深まっていきます。そのおかげで、時には**問題行動があるなどでケアに行き詰まっていたケースの場合、それを打破するヒントが得られたりすることもあります。**何より作り手の心の中に、相手への尊敬の念が自然と湧いてきたり、人として憎めないなと感じたり、相手をより一層好きになる・愛情が深まるという変化が起きていることは見逃せません。

「**工程④ 下絵を描く**」も、工程②と同様に、下調べが必須なので、作り手（職員）にとって相手（主人公となるお年寄り）理解の向上につながります。

また作業の展開の仕方として、インターネットや文献による情報のみで下絵を描いていくのではなく、**相手に直接、「この絵でいいですかね？」「あそこはどうなっていたのですか？」と尋ねてみることが重要です。**

相手は、工程①に引き続いて、作り手が自分のために一生懸命やってくれていることを知って大いに感動し、信頼をさらに深めてくれます。また、自分の語りが作り手にどのように伝わったのかの確認も併せてできるので、それによっても安心感・信頼感が増します。

作り手と相手がふたり一緒になって、確認を取り合いながら、関係を一層深める工程として意識することが重要です。

次の「**工程⑤ 色塗り**」は、これまでの作業と違って、作り手と相手のほかに、他利用者や作り手以外の介護職員も加わって行うという特徴があります。

そして全員で"人生かみしばいで、人生かみしめ合い"をするわけです。つまり、**他利用者・他介護職員にも相手理解を深めてもらえます。**

また、相手にとっては、作り手ひとりからではなく、その集団全体から認められることにより、計り知れないほどの精神的な充足感が得られます。しかも、自分の80年、90年という人生丸ごとが認められるわけですから、これ以上のケアはありません。

まさにその人が輝く瞬間です。たっぷりと時間をかけて、多くの人に参加してもらいたい作業です。

「**工程⑦ 台紙に貼り付ける**」も、工程⑤と同様に、作り手と相手のほかに、他利用者や作り手以外の介護職員も加わって行います。

そしてここでも、全員で"人生かみしばいで、人生かみしめ合い"をします。そのねらいは工程⑤と同じです。

このようにして、ついに人生紙芝居が完成し、その人の誕生日会で初披露となるわけですが、その場においても、工程⑤、⑦と同様に"人生かみしばいで、人生かみしめ合い"をするわけです。

　人生紙芝居がひとつの作品として完成するまでには、多くのプロセスを踏まなければならず、簡単にはいきません。しかし、長い時間をかけて作品を作り上げる中で、あなた自身の相手に対する理解や相手との信頼関係が一層深まっていき、また、そこに集う人たちの互いを認め合う力が大いに引き出されていくのです。

　その結果、主人公となるお年寄りが、介護職員や他利用者へさらなる信頼を寄せるようになり、自分自身への信頼も回復して、彼（彼女）の明日を生きる力が強まれば、本当にうれしいことです。

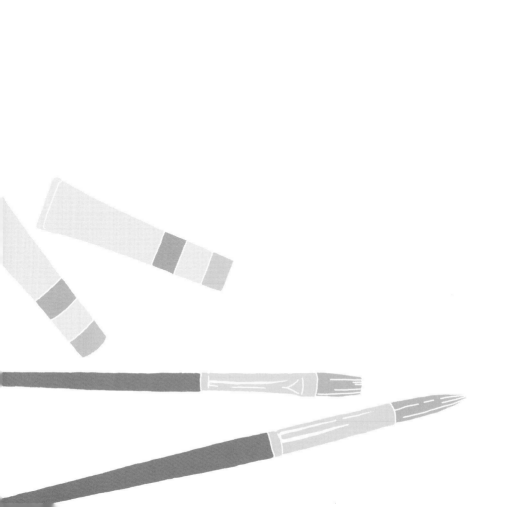

第2章

実践編

紙芝居を作って人生をかみしめよう

第2章　実践編　紙芝居を作って人生をかみしめよう

　この章では、いよいよ、あなたが人生紙芝居を実際に作っていく工程について説明していきましょう。第1章でも述べたとおり、制作工程は次の9段階あります。

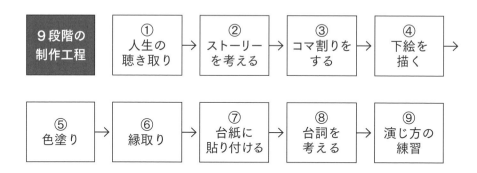

　皆さんが特に難しいと感じるのは、工程の「②ストーリーを考える」と「④下絵を描く」ではないでしょうか。

　私も子どもの頃から絵は苦手で、中学卒業以降は絵筆を持つ機会もありませんでした。その私が、人生紙芝居を描かなければならない立場になったので、絵が苦手な人でも簡単に描ける裏ワザをいろいろと開発してきました。それらも併せて紹介していきます。

　どうか「絵が下手だから……」という理由だけで、人生紙芝居を作るのを諦めないでください。 何とかひとつだけ作品を作ってみてください。そして、完成したら、それをご本人の前で演じてみてください。

　ご本人がどんな反応をなさるでしょうか。

　絵の上手・下手なんて大した問題ではないことがすぐに分かるでしょう。あなたの思いが相手に十分に伝わったという手応えを感じるはずです。そして、あなたとそのお年寄りとの関係が急速に深まっていくことは間違いありません。

　それらを一度経験すれば、あなたは「次の作品を作ろう！」と、きっと思うはずです。

40

1. 人生の聴き取り

(コツ)
・できればご自宅で話を聴く
・昔の写真を見せてもらう

1）聴き取りの場所

　まずは、お年寄りにこれまでたどってきた人生を語ってもらいます。ご本人が十分に語ることができない場合は、配偶者や子どもなどに同席をお願いします。時間的には1時間はみておいた方がよいでしょう。2時間ぐらいかかる場合もあります。

　失語症の男性利用者Eさんのときは、ご本人がほとんど話すことができなかったので、職場の同僚からも話を聴きました。もちろん、奥様からも話は聴きましたが、漁師という職業柄、仕事の細部については分からないとのことで、同じカツオ船に乗っていた漁師さんを訪ね、Eさんのお人柄や仕事ぶり、カツオ漁の具体的な手法や難しさ・醍醐味などを教えていただくことができました。

　聴き取りの場所は、できればご自宅が好ましいでしょう。

　なぜなら、玄関に孫の大きな靴がいくつも置いてあったり、飼い猫がいたり、すぐ近くを流れる川のせせらぎが聞こえてきたり、**その人を取り囲んでいる普段の暮らしが見えてくるという利点があるからです。**

　また、仏壇に亡くなったご主人（奥様）の写真が飾ってあるかもしれません。「ご主人は男前でしたね」「優しそうな奥様ですね」と、そこから自然に話を聴き出していくことができます。

　あるいは、たくさんの賞状が鴨居に飾られているかもしれません。地元の消防団で長年尽力したことに対する感謝状であったり、仕事上の功績を称えた賞状であったりするかもしれません。

　庭に目を向けると、盆栽の鉢がいくつかあって、「盆栽が趣味だったのですか？」「素敵なお庭ですね。庭いじりが好きだったのですか？」と尋ねたりもできます。

　このように、自宅はその人についての情報で溢れている場所と言えます。

2）昔の写真を見ながら

　ただ、第1章でも触れたように、お年寄りが活躍していた時代は、聴き取る側の私たちの時代と大きく違っています。昔は普通にあっても、今はまったく形として残っていないものも多くあります。話を聴いただけではピンとこない、イメージが湧かないといった場合に役立つのが写真です。

　訪問する前に、昔のアルバムや写真があれば用意しておいてもらうように頼みます。写真があると、同席した娘さんが「ここに写っている子どもは私と弟です。着ている洋服は皆、母の手作りです」と説明してくれたり、お年寄りご自身が「これは勤めていた会社で、同僚たちと慰安旅行に行ったときの写真だ。懐かしいなあ」と話し出されたりします。**堅苦しい面接や聴き取り調査ではなく、アルバムをめくりながら、ごく自然にお年寄りの昔話に耳を傾けるという雰囲気が生まれてくるので助かります。**

　なかには、昔の写真が一枚もないという人もいます。写真を撮るほどの時間的・経済的余裕がなかったということかもしれません。そのこと自体がまたひとつの情報でもあります。

　逆に、家族や友人と国内をあちこち旅行したときの写真をたくさん持っている人もいます。戦争で夫を亡くし、女手ひとつで子どもたちを育て上げた女性利用者が、そのような旅行の写真を多く持っていることを知って、苦労だけの人生ではなくて、楽しむ時間も持てたのだとうれしく思ったこともありました。

　若かりし日の姿を写真でリアルに拝見することで、改めて、その人に流れた何十年という歳月を痛感させられます。アルバムや写真は、もし本人・家族の了承が得られれば、一部借りて、絵を描く際の参考にさせてもらったり、デイサービスのほかの利用者と一緒に拝見したりもしています。

3）"思い"も併せて聴き取る

　人生の聴き取り作業は、介護サービスの利用開始に当たって行うインテーク面

1. 人生の聴き取り

接とはまったく異なるものと考えてください。

　これまでの人生で何があったのかという事実を客観的に把握するだけでなく、"当時の思い"も含めて聴き取ることが大切です。**その時々の思いをくむことができれば、本人をして「まさにそのとおり！」と言わしめる人生紙芝居のストーリーを編むことができます。**

　例えば、夫と一緒にイカ釣り船に乗っていた、女性利用者Gさん宅に聴き取りに伺った際の話。

　Gさん曰く「夜中の2時には船に乗り込んで、沖へと出て行かなくちゃならない。子どもが起きて、小学校に出かける前に食べるよう、朝ごはんの仕度をして、テーブルの上に並べておくのだけれど、食べる頃にはすっかり冷えちゃってるでしょ。子どもたちに温かいものを食べさせてやれなくて、かわいそうだったなあと今でも思うよ」。

　その横に座っている娘さん曰く「私たちきょうだいの洋服はほとんどが母の手作りです。私が社会人になってからも作ってくれました」。

　子どもたちに手をかけてやりたいと思う母心。でも食べていくためには夫婦ふたりで稼がなければならず、その板挟みの中で、せめて寝る時間を削ってでも子どもに着せる洋服は手作りしてやりたい、というGさんの母としての愛情がくみ取れました。この聴き取り内容を人生紙芝居のシーンに盛り込んで描いたものが、下の絵です。

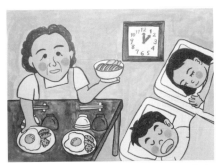

深夜、子どもたちのために朝ごはんの仕度。
「冷えちゃってごめんね」

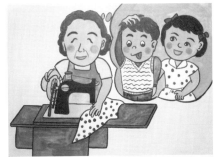

子どもたちの洋服は母さんの手作り。
ともに『O荘繁盛記』より

また、人生の歩みを聴くと同時に、「この人が生きる上で、いつも大事にしてきたポリシーとは何なのか」「この人を支えているものは何なのか」というような、少し観念的なことではあるけれども、その人を理解する上で極めて重要な柱となってくるものを常に探しながら、話を聴いていきます。

2. ストーリーを考える

コツ
・的を絞り込む
・十分な下調べを行って、聴き取りした話の背景を押さえ、補強する

1）ストーリー作りが勝負——的を絞り込むポイント

　工程①で行った聴き取りの内容は、生まれてから現在に至るまでの出来事で、80年、90年にわたる長いお話です。それをそのまま紙芝居の中に押し込もうとすると、「子どものときは○○で、若いときは△△で、中年の頃は□□で……」というように、出来上がった紙芝居はなんとなくダラダラとした、メリハリのないものになってしまいがちです。

　その人の長い人生の中で、どこを紙芝居に取り上げるのか、何を紙芝居の中で表現するのか、ここは思い切って的を絞り込むことが大切です。絞り込むことで、取り上げた事柄を深く描き出すことができます。

　では、聴き取った話の中で、どこを取り上げ、どこを省くのかという見極めですが、いくつかポイントがあります。

ポイント①　本人が今でも「誇りに感じているもの」「大切に思っているもの」を取り上げる

　男性の場合、「仕事」であることが多いでしょう。仕事一筋に生きて、それで家族を養ってきたという自負もあります。**仕事の具体的な中身とともに、苦労した点や時代の変化にどう対応してきたのかなども一緒に描き込んでいきます。**

　仕事を題材に取り上げると、西伊豆の場合は、似たような仕事（例：カツオ漁

師、カツオ節を製造するかまや勤め、米作り、炭焼き）をしていた利用者が多いので、完成した人生紙芝居を皆さんの前で上演した際に、大きな共感を呼ぶことにもつながります。

　女性の場合、大切なものは「家族」「夫への思い」「我が子への思い」であることが多いでしょう。生きる根底に、いつも母性・家族愛があるように感じます。

　また、「戦争で兵隊に行った」ということを誇りに思っている男性利用者も結構います。男性利用者も女性利用者も、みんな、「二度とあんな戦争をしてはいけないよ」と私たちには言うのですが、同時に出征した事実を誇りに思うという男性特有の心理を、私自身はまだ完全には理解できていません。20歳前後の多感な年頃を、明日の生死も分からぬ戦場で、同じ釜の飯を食う仲間と過ごした日々は、鮮烈な思い出となって今でもおじいさんたちの心にあるようです。

　お年寄りが「誇りに感じるもの」「大切に思うもの」とは、まさしくその人を支え続けてきたものであり、今現在の要介護状態になった自身をも引き続き支えているものです。それを人生紙芝居に表し、みんなで理解することは、これからその人をみんなで介護していく上で、まさに核心を押さえた介護ができるか否かの、重要な鍵となります。

ポイント②　聴き手である自分が「感心したこと」「感動したこと」を取り上げる

　ストーリーを絞り込む際に、聴き手側が心揺さぶられた事柄を人生紙芝居のテーマに選ぶという方法もあります。人生の後輩から見て、「この人のここが本当にすごいなあ」と感心したことを自分以外の人にも伝えていくには、どのようなストーリー展開が良いのかを考えていきます。

　例えば、造船会社を営んでいた男性利用者の人生を聴いて、「当時は造った船を外国に売っていたのか。西伊豆は田舎だと思っていたけど、その当時、世界を相手に商売していたなんて本当にスゴイ！」という自分の気持ちを、『世界の海へ』（口絵）という作品の中に表現しました。

> **ポイント③** 地元の子どもたちに「ぜひとも伝えておきたい」と
> 思う事柄を取り上げる

　これは、「戦争体験」であったり、かつての「地場産業」であったりします。
　戦争体験で言えば、太平洋戦争中、西伊豆地域は空襲に遭わなかった土地ですが、利用者の中に、当時、東京に住んでいて東京大空襲の炎の中を逃げまどい生き延びた人がいました。ここ西伊豆では、そのような体験をした人にめったに出会わないことから、その生還劇の一部始終を人生紙芝居のストーリーにしたこともあります。
　それ以外にも、特攻隊のパイロットとして沖縄に出撃し、奇跡的に生き残った人や、長崎の原爆を間近で目撃した人など、かなり特別と思える戦争体験をしている場合、その話を人生紙芝居の一部分で取り上げています。
　また地場産業で言えば、西伊豆地域は、かつてカツオ漁が盛んで、港にはたくさんの漁船が停泊していたそうです。水揚げされた新鮮なカツオを使って鰹節を製造する「かまや」という加工場も多くありました。温暖な気候を活かした花作りも盛んでした。
　今でこそ過疎化が進み、地場産業も衰退してしまいましたが、西伊豆で育つ子どもたちに、郷土の歴史を知っておいてほしいという思いから、そのような仕事に従事していた人の紙芝居を作る際には、地場産業について詳しく、かつ分かりやすい説明も入れています。
　例えば、『カツオ漁に生きる』、『かまや母さん』（口絵）、『田子の花名人』などがそれで、作品名からも分かるように、地場産業で生計を立ててきた人の人生が紹介されています。

　こうして描く内容を絞り込んでいった末、出来上がった人生紙芝居を改めて見直してみると、**作品に取り上げられているテーマは、「仕事」「家族の絆」「戦争・平和」の大きく３つに分けられるような気がします**。個々の人生を描いていくわけですが、そこにはおのずと個人を超えた、さらには時代を超えた、人間としての普遍性が結果的には表れてくるということなのでしょう。

2）自分の知識を補強し想像力を高める――入念な下調べの方法

　さて、聴き取りを行った相手の人生の、どこを人生紙芝居で描いていくのかがある程度見えてきたら、今度はそれについて少し詳しく調べていきます。

　最終的にストーリーに仕立てたとき、そこに描かれる主人公の思いが、本人のそれとかけ離れていては、本人に感動してもらえません。かといって、本人が紙芝居向けに自分の思いを整理して分かりやすく語ってくれるわけではありません。実際、「なんで今さら、そんなことまで聞くんだよ」と面倒くさがられることの方が多かったりします。そう言われても、諦めずにあれこれしつこく聞き出して、あとは自らの想像力を最大限に働かせて、相手の気持ちに近づいていくしかありません。

　しかし、なにせ生きてきた時代が今とは大きく違っています。しかも、戦争やかつての地場産業などのように、今の私が見たり追体験したりできないことがほとんどです。これでは、想像力を働かせるにも限界があります。そこで、**お年寄りの思いを十分にくみ取るための手段として、"下調べ"が大変重要になってくるのです。**

　では、私が行う下調べの方法をいくつか紹介しておきます。

下調べ①　地元の図書館で郷土資料を探す

　地場産業については、地元の図書館に行くと、郷土史コーナーが設けられているので、そこで何か資料が見つかるかもしれません。地元の漁業協同組合が制作したカツオ漁や、かまやの仕事内容を解説した古いビデオカセットを見つけたときは、小躍りしたくなりました。実際の作業風景が見られると、その後の絵を描く段階で、大きな助けになります。

下調べ②　インターネットが大活躍

　インターネットでの検索は、戦争中の国内情勢や世界情勢などの歴史的なことから、さまざまな職業の独特な技術や道具に至るまで、実に多くの情報を得るこ

とができるので、紙芝居作りには欠かせません。特に、人生紙芝居で描く利用者と同じ職業に就いている人の書いた文章の中に、その仕事への思いなどが綴られていると、とても参考になります。

例えば、長年、道路工事に従事されていた男性利用者Hさんの紙芝居『道こそ命』を制作する際、インターネットで下調べをしていると、同じく建設業に従事している男性の文章に出合いました。

それは「新しく橋をかける工事をしていて、いざ、完成すると、まだ誰も歩いていない、車も通っていない橋を、自分たちがまず初めに歩くわけです。それは、足跡ひとつ付いていない新雪の上を、一歩一歩渡っていくような、本当に感動的な一瞬です」というような文章でした。"まるで新雪のよう"と感じる感覚に驚かされました。

Hさんたちが、伊豆半島の海岸線の断崖絶壁のような所や、山間部のいくつも山が重なるような所に一本の道を通すのには、5年、10年という年月がかかったそうです。インターネットでこの文章に出合ったおかげで、長年の工事の末、ようやく道路が開通したときの実に晴れがましい、誇らしい工事人の気持ちというものを、少し体感できたように思いました。

西伊豆から南伊豆に通じる海岸線の道路は、駿河湾の青い海を挟んで遠く富士山も望める風光明媚な所を通っており、週末にはドライブやツーリングの観光客をよく見かけます。Hさんたちが10年近くかけて建設した道路で、通称「マーガレットライン」と呼ばれていますが、みんなの家では、Hさんの仕事に敬意を払い、Hさんの名前を取って「Hライン」と呼んでいます。

ケースⅤ：下調べ作業により、ケアのあり方に改善を及ぼした例

利用者Ⅰさん（昭和10年生まれ・女性）は元美容師。修業時代を経て、やがて自分の店を持ち、半世紀にわたり働いてきました。

Ⅰさんには軽い認知症がありました。デイサービスのほかの利用者の中に、体

2. ストーリーを考える

の障害が重い人や認知症が進んで反応も鈍いような人がいると、「そんなになってまで、ここに来ることないじゃない。家で寝てればいいのに」と、やや攻撃的におっしゃることがあって、そのたびに職員が間に入り、「Ｉさん、まあまあそう言わないで……」となだめていました。その場の雰囲気が悪くなるような発言には、職員の間でも「困ったね」と対応に頭を悩ませていました。

Ｉさんの人生紙芝居を作ることになり、例のごとく美容師という仕事の喜びや苦労について、ほかの美容師さんたちはどのように思っているのか、インターネットで調べていたところ、ある美容師さんが次のように書いていました。

「単にカットやパーマの技術が優れているというだけでは、今の美容院経営は成り立っていきません。技術に加えて、お客様の心を癒す要素が必要不可欠です。職場や家庭で日常的にストレスを抱えているお客様が、当美容院に来られて、美容師とのやり取りの中で、少しでもストレスが解消され、美容院を出るときは来たときよりも元気になっているような対応を心がけています。そのためには、働く美容師に、技量だけでなく、人間性というか、人として成長するようにいつも言っています」

これを読んだとき、**美容師の仕事の本質と自分が携わっている介護という仕事の本質が、そっくりだと思ったのです。**

私たち介護職員の場合も、車椅子への移乗介助や寝たきりの人のオムツ交換などの介助技術が上手であれば、介護を受ける側は体に負担を感じたり、痛い思いをせずに済みます。しかし、いくら技術が上手でも、冷たい感じの人や子ども扱いするような人からは、お年寄りは介護を受けたくはないのです。やはり、介護する者の人間性が一番に問われてきます。

美容師と介護職との共通性に気づかされたことで、Ｉさんへの見方が変わりました。接客場面で私たちと同じような苦労をしてきたＩさんに対して、どこか仲間のような気持ちが湧いてきたのです。

Ｉさんへ、「お客さんもいろいろだから、ずいぶんと気を遣われたでしょう？」と、労るような声かけも自然にできるようになってきました。また、それまでＩさんの攻撃対象だった重度の利用者が入浴した後、濡れた髪をドライヤーで乾

かす際、Ｉさんに手伝ってもらうことにしました。

　すると、どうでしょう。「ここへ来る必要なし」と言っていた利用者に対して、ドライヤーを持つや否や、「どうです？　熱くないですか？」「さっぱりして良かったですね。今度、襟足(えりあし)の部分を切ってあげましょうか？」などと優しい口調で話しかけているのです。

　やはり美容師としてのスイッチが入れば接客のプロ。こうしたＩさんの新たな一面を発見することで、私たちとＩさんとの関係は確実に以前よりも良いものになっていきました。

下調べ③　映画を観て勉強

　その人の当時の気持ちに少しでも近づく方法として、「映画」を参考にするという方法もおすすめです。

　特に、戦争ものの人生紙芝居を描く際は、ご本人がまさに生きるか死ぬかというギリギリの体験をしていたり、夫を亡くすなどの大変つらく悲しい思いをしていたりするわけですから、生半可(なまはんか)な内容のものを描いては失礼にあたるという、いつも以上のプレッシャーがかかります。

　戦争を知らない世代の私にとって、想像力を高めてくれるのが戦争を扱った映画を観ることです。映画は、登場人物の気持ちがよく表現されているので、大変分かりやすい教科書と言えるでしょう。

　映画『男たちの大和／YAMATO』『私は貝になりたい』『硫黄島からの手紙』『日輪の遺産』などを観た後で、改めて人生紙芝居の主人公となる人の身に降りかかった出来事を考えてみると、「たぶん、こんな思いだったのかな」と想像が膨らみやすくなります。

　あるいは、戦争で夫を亡くし、「本当に戦争は嫌だね」と語ってくれた利用者への共感の度合いが、映画を観ることでさらに増幅され、まるでその人になり代わったような気持ちで、反戦へのメッセージを盛り込んだストーリーを一気に練り上げたこともあります。

また戦争映画でなくても、かなり昔に製作された映画を観ると、当時の庶民の暮らしぶりが表現されていて、参考になったりもします。
　戦後間もない頃にパチンコ店を開業したＪさんの人生紙芝居を描く際は、映画『ちんじゃらじゃら物語』と映画『キューポラのある街』（当時17歳の吉永小百合がパチンコ店でアルバイトをする女子中学生役）のビデオ、DVDを購入し、パチンコの研究をしました。
　Ｊさん曰く、当時、パチンコ台は今のようなコンピュータ管理がされておらず、パチンコ玉の補充もすべて人力で行ったのだとか。パチンコ玉はまとまるとかなりの重さになり、台ごとの玉の補充は重労働だったそうです。
　そうは聴いても、パチンコとはまったく縁のない私。話の内容を映像としてイメージすることが全然できず、それでは紙芝居の絵も描けないので、映画の力を借りることにしたのです。
　実際に、戦後、庶民の数少ない手軽な娯楽としてパチンコ店はどこも大盛況だったようです。Ｊさんはパチンコ店を経営する側の人でしたが、みんなの家の男性利用者の多くがパチンコ通いに熱を上げ、奥さんからひどく怒られていたという経験を持っています。
　かつてのパチンコ店の様子を映像で垣間見たおかげで、彼らとのパチンコ話が以前より盛り上がったことは言うまでもありません。
　こちらがどれほど知っているのか。単に「話」として知っているのか、それとも「映像」としても知っているのか。両者の間には大きな開きがあることを忘れないでください。

　下調べ④　**実際にやってみる、実際に見に行く、追体験**
　これは下調べであると同時に、デイサービスのプログラムとして展開することもでき、ケア効果を上げることができます。
　私が実施した追体験の一例をご紹介します。
　昔の人はとにかくよく歩いたようです。自分の所有する畑に片道１時間かけて歩いて通ったという話も珍しくはありません。

女性利用者Kさんの場合、少し離れた岬の日当たりの良い斜面で花を栽培していました。出征した夫が体を壊して帰って来て、自分が家族を養うしかなくなったKさん。自らの手で石を組み上げ、段々畑に開墾(かいこん)していったそうです。
「本職の石屋さん（石垣造りの職人）から、組み方が上手だとほめられたよ」と話すKさん。私はその段々畑に、当時のKさんのように歩いて行ってみようと思いました。
　てくてく歩くこと1時間、Kさんが話していた畑に着きました。眼下の波打ち際まで、急な斜面に何段もの畑が広がっています。私は段々畑の一番上から、下の波打ち際まで石段を下ってみました。急傾斜のうえ、一段の段差が大きいので、ガクンガクンと膝にかなり響きます。一気に下まで下りました。今度は元いた所まで石段を上りますが、大きな段差をよじ登る感じでリズミカルには上れません。
　Kさんは日に何度も、この石段を上り下りしていたのかと思うと、その大変さが身をもって分かりました。よくもこんな急斜面に段々畑を造ったものだと思うとともに、家族を養うために、ここでひとり闘うしかなかったKさんのことを思うと、胸が締めつけられるような気持ちにもなりました。
　帰りは再び1時間歩かなければならず、もう、うんざり。眼下の海がキラキラと輝き、半世紀前のKさんも、この景色に癒されながら家路に就いたのかなと思いました。いろいろな思いが湧き上がってきた畑見学でした。
　この体験後、Kさんと昔の話をする際、私は畑そのものを実際に歩いたので、相づちひとつとっても、以前に比べてより実感がこもった相づちが打てるようになりました。
　これ以外にも、聴き取りの中で出てきた「○○さんにとっての思い出の料理（例：ようかん、カツオの潮汁など）」を、デイサービスのプログラムとして、ご本人に教わりながら、他利用者と一緒に再現してみるのも楽しいものです。
　また、ユリを東京の方へ出荷していた農家の女性の人生紙芝居を作る際には、現在もユリの栽培をしている数少ない農家を地元農協で紹介してもらい、ハウス栽培の様子を実際に見学させてもらいました。
　お話の世界にとどまらず、もし体験や見学ができる内容であるならば、それを

追体験してみるというのが最高の相手理解につながります。

　時々、下調べに多くの時間をかけている私の姿を見た我が子から、「母さん、そこまでやる必要があるの？」と言われてしまいます。

　実際には、紙芝居のストーリーに使われない事柄がほとんどなのですが、私にとっては、この下調べが実に有意義な時間なのです。

　カツオ漁や道路工事などは、私の人生において、まったく縁のないもの、興味の湧かないものでしたが、人生紙芝居作りを通じて、そのような仕事について調べる機会を与えられ、調べてみると、それは「へー、なるほど、そうだったのか！」という驚きの連続なのです。

　傍目(はため)には分からない、その道ならではの技術や苦労や哲学があるものです。俳優が「いろいろな人間を演じることで、いろいろな人生を疑似体験でき、俳優業は楽しい」というようなコメントをすることがありますが、まさに人生紙芝居作りの過程でも、そのような体験ができます。

　この下調べによって、相手をより深く理解できる自分へと変わっていき、ケアの現場で相手から寄せられる信頼も厚くなります。

3. コマ割りをする

・漫画家気分で
・絵が無理なら文字でもOK

　ストーリーに盛り込みたいことがはっきりしたら、実際にコマ割りをしながらストーリーを最終的に固めていきます。

　これは4コマ漫画を描くようなイメージです。コマ数がそのまま紙芝居の枚数になりますが、理想の枚数は10枚程度と考えてください。

　私の場合は、デイサービスの場で上演することを前提に人生紙芝居を制作しているので、観る側の中には認知症の人もいます。あまり紙芝居の枚数が多いと、つまりストーリーが長くなると、最初の方の内容を忘れてしまうということもあ

って、**ストーリーは分かりやすく簡潔にしておく必要があります。**

　また紙芝居の枚数が多いと、下絵を描いたり色を塗ったり、その後の作業が膨大になり、自分で自分の首を絞める結果になります。だいたい10コマ＝紙芝居10枚ほどに収めるのを目安に、ストーリー展開を最終的に絞り込んでいます。

　コマ割りを考える際は「漫画家気分で」とコツに書きましたが、絵コンテのようなものをスラスラと描ける人は、大いにその力を発揮してください。でも残念ながら、私にはその能力がありません。そこで私の場合は、**スケッチよりも字で、「〇〇の場面」というように説明書きをしながらコマ割りを行っていきます**（P.77実況中継 工程③参照）。例えば、「戦争中に食べる物が少なくて、いつもお腹が空いているという場面」「主人公の子どもの目の前の食卓には、少しのご飯とみそ汁と漬物しかない」という具合に、イメージを文章で書いていきます。この段階では、頭の中に絵が浮かんでさえいればよいのです。

　このように、コマ割り作業を行っていくと、最初は紙芝居に盛り込みたい事柄が極限まで絞り込まれていないので、たいがい10コマより多くなってしまいます。そこから本当に必要な場面だけを残して、そぎ落としていく作業になります。

そぎ落とす方法

① 一部分の話を丸ごと削除し、残った内容に話の的を絞る

　これだと数枚はカットできます。

② 1コマを使って表そうとしていた事柄を台詞にして伝える

　絵に表現されていない内容の台詞が多くなりすぎると、観る側が理解するのに苦労するので、この方法で減らすとしたら、せいぜい1コマです。

③ 2コマ使おうとしていたものを、1コマに半分ずつ描いて収めてしまう

　このようにした方が、むしろ適している場面もあります。

　例えば「夫は〇〇して働き、妻は△△して働いた」というような並列した内容の場合、向かって右半分にカツオ船に乗って竿を持つ男性の絵を描き、左半分に畑で鍬を振るう女性の絵を描いたりします。

あるいは「○○していたが、△△することになった」というような連続した場面が展開するとき、向かって右半分に家業の手伝いで重い炭俵を運んでいる女性を描き、左半分に突然の空襲警報に作業を放り出して防空壕に逃げて行く姿を描いたりします。

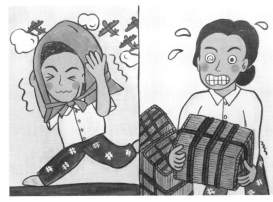

1コマに半分ずつ絵を描き、2段階に分けて見せる。『お帰りなさい』より

この際の演じ方についてですが、左右に別々の絵が描かれた1枚を、同時に見せてしまうよりも、**2段階に分けて見せるという演じ方もできます。分けて見せると演じ方に新たなリズムが生まれ、観る側を飽きさせない効果があります。**

つまり、最初に前頁の紙を全部引き抜いてしまうのではなくて、半分だけ引くことで次頁の絵の右半分だけを先に見せ台詞を言います。次に、前頁の残り全部を引き抜いて、次頁の左半分も見せて台詞を言います。

この場合の注意点がひとつ。紙芝居の演者（読み手）は観客から見て紙芝居の左側に立ち、紙芝居を1枚ずつ引き抜いていくので、画用紙の右半分がまず観客に見えます。ですから**左右別々に絵を描く際は、最初に見せたいものを画用紙の右半分に描く必要があります。**

なかには話の展開上、1枚の画用紙に絵を3等分して描き、3段階に分けて見せることもあります。例え

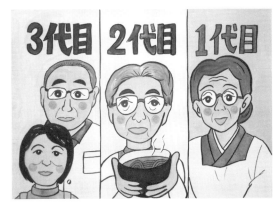

3等分して描き、3分の1ずつ引きながら見せる。『そば一筋』より

ば「そば屋の1代目が○○さん、2代目が△△さん、3代目が現在の××さん」というようなときです。

　このときも、いっぺんに絵全体を観客に見せてしまうのではなく、前頁の紙を3分の1ずつ引きながら、段階的に1代目→2代目→3代目、と順に絵を見せるように演じた方がリズムも生まれ、観る側も理解しやすくなります。

　また大変特別な例ですが、既製紙芝居の概念を飛び越えて、まるで仕掛け絵本のように、絵を縦に伸ばしていく手法を開発し、「係長になり、やがて課長になり、さらに収入役になり……」という出世話のシーンに使うことで、紙芝居の枚数削減を実現した例があります。

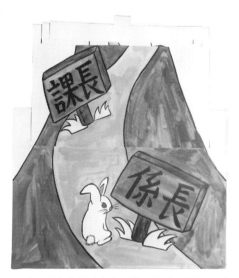
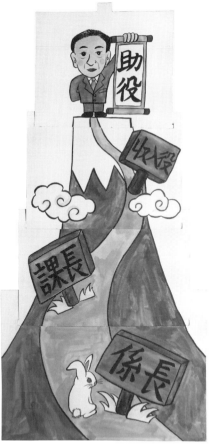

1枚の絵から繰り出す、縦に伸びる仕掛け。『役場の星』より

3．コマ割りをする

横に伸ばした例もあります。

　引き抜いた前々頁と前頁を紙芝居の舞台の左右に並べ、描かれた道路をつないで1本にし、そこを救急車や軽トラや観光バスが走っていくように見せます。

　舞台が一気にワイドになって、観る側をワッと思わせることができました。

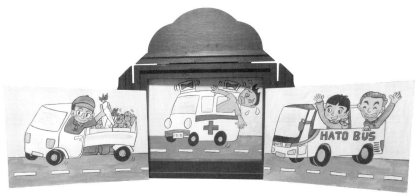

引き抜いた2枚の絵を左右に並べたパノラマ仕掛け。『道こそ命』より

　また、「子どもたちを女手ひとつで育てるために、いろいろな仕事を掛け持ちして家計をやりくりしていた」というくだりで、それを1枚の画用紙の中に描いてしまうと、ひとつひとつの仕事をする姿が小さくなって観客に見えにくくなります。しかし、かといって画用紙2〜3枚に分けて描くのも大変だと思ったので、パネル式に仕事姿を描き、そのパネルを紙芝居の舞台の前、あるいは舞台の上に並べていく方式を取りました。

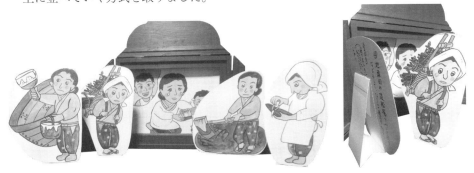

パネル式に描き分け、舞台の前に登場させる3D演出。『ゆびきりげんまん』より

これは演じ方に変化がつき、また、ちょっとした3Dのように見えるので面白いと思います。

紙芝居の枚数を減らしたいときには、試行錯誤します。単に話を削るだけでなく、演じ方に工夫を凝らすことで、枚数は少なく、しかし、観客へのインパクトは大きくできる——そんなアイデアが浮かんだときは小躍りしたくなります。

4. 下絵を描く

> **コツ**
> ・背景は必要最低限のものだけにする
> ・あえて全身を描く必要はない。
> 　その代わり顔は大きく表情はオーバーに描く
> ・インターネットや写真を賢く使って楽ちんに

コマ割りで考えた各場面を、いよいよ絵にしていきます。

画用紙は、厚口・八つ切りサイズ（約270×380㎜）を用意してください。

私の場合は、定員10人の小規模デイサービスという場で人生紙芝居を利用者の皆さんの前で演じるため、画用紙の大きさは八つ切りでも大丈夫なのですが、もう少し大きなグループの前で上演するのであれば、四つ切りサイズ（約380×540㎜）を用意する必要があるかもしれません。

紙芝居を演じる際に舞台（紙芝居を内側にセットする木製の枠）を使用する場合は、ひとつ注意する点があります。というのは画用紙の縁（特に上辺）が、少し木の枠に隠れることになるため、下絵を描く際に、どこまでが観客に見える範囲かを確認しておく必要があります。

下絵は、画用紙に濃いめの鉛筆（私の場合は4B使用）で描いていきます。

また、いわゆる学校で習った絵のイメージとは別物と考えてください。むしろ**4コマ漫画に近いテイスト**です。

絵を描くことがあまり得意ではない人にとって、下絵を描く作業は、ストーリー作りと並び、人生紙芝居作りの最大の難所と言えます。

話を聴いている分には、例えば「木造船を造る船大工だったのですね」と相手

に返しておけば済みますが、絵に描くとなると、木造船を造るとはどのような作業になるのかをもっと理解していないと絵になりません。聴いたことを、文章ではなくて、絵として表すことの難しさに愕然とします。この難所をクリアするための秘策を最大限紹介していきたいと思います。

1) 下絵を描くポイント

ポイント① 登場人物の顔を大きく描いて、表情を分かりやすくする

写生のようなつもりで登場人物を描いていくと、手や足とのバランスも考えて、顔がどうしても小さくなります。そうなると、顔の表情も、笑っているのか困っているのか、観ているお年寄りには分かりにくくなってしまいます。

ここは"漫画チック"に絵を描いていきましょう。3～4等身ぐらいがいいですね。**とにかく顔を大きく描きます。そして、大きな顔にかなりオーバーな表情をつけていきます。**

例えば、びっくりしている表情にするには、眉毛をわざと顔の外に飛び出して描いたり、目玉を蚊取り線香のようにグルグルさせたり、眼球を前へ飛び出すように描いたりします。

そうすることで、観る人も楽しめますし、登場人物の心情「喜・怒・哀・楽」がくみ取りやすくなります。漫画やイラストブックを参考に、真似してみるとよいでしょう。

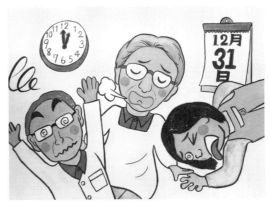

大きな顔にオーバーな表情をつけて
「喜怒哀楽」をはっきり。『そば一筋』より

ポイント②　あえて細かな背景は描かない

場面の状況を伝えるための最小限のものしか描かないようにしましょう。

観る側には認知症の人もいますから、いろいろ描くと、かえって、どれに注目してよいのかが分からなくなってしまいます。それに何より紙芝居の作り手が大変になります。

例えば、山も、木々の一本一本を描く必要はありません。あとで緑一色でベタ塗りしてしまえば済むように、下絵は山の輪郭の線を描くのみで済ませます（写真上）。

さらに言えば、**背景を必ずしも描く必要はありません。**

私が制作した紙芝居も、背景はほとんどの絵がレモン色一色で塗りつぶされています。そこが牛小屋の中だとしても、ただ牛1頭と乳搾りをする主人公の姿さえ描けばよいのです（写真下）。

仮に、そこが道端だったとしても、1本太い線を引いて、それを道とすればいいのです。草を生やす必要もないし、石ころを描く必要もありません。背景は重要ではなく、登場人物のやりとりこそが大事なのです。**必要なものだけを描く、Simple is best！** でいきましょう。

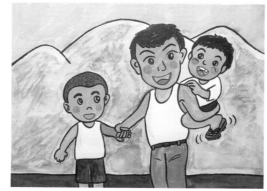

山の輪郭だけの背景。『ゆびきりげんまん』より

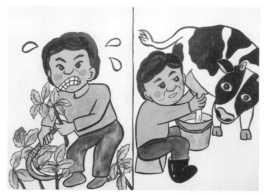

背景は省略し、主人公の作業のみに注目させる。『まんじゅう親分』より

ポイント③　頭の先から足の先まで描く必要なし

八つ切り画用紙は、実際に絵を描き始めてみると思いのほか小さく感じるはずです。表情を分かりやすくするために顔を大きく描いた時点で、残されたスペースはとても少なくなってしまいます。

そこで体の一部、例えば足先や靴、下半身、腕や手先、上半身さえも、その場面で描く必要がない場合は、思い切って省略してしまいましょう。つまり、大事な顔・表情を大きく描いて、あとは画用紙の範囲から切れてしまったように人物をレイアウトして描けばよいのです。

ただし、全速力で走っているシーンや、鍬を振って一生懸命に畑を耕しているシーンなど、足先まで描いた方が効果的という場合は全身を描くようにします。

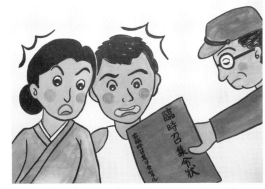

顔・表情を中心に、体の一部だけをレイアウト。
『ゆびきりげんまん』より

ポイント④　絵に詰まったら、まずはインターネットでイラスト検索

絵がスラスラと描けない私の場合、最初からインターネットのイラスト検索に頼り切りです。キーワードを入れて検索ボタンを押せば、次々とイラストが出てきます。

自分の頭の中ではいっこうに思い浮かばないものや姿も、イラスト検索なら、作業時の体のラインや、その職業ならではの服装など、下絵を描く際の大きな助けとなっています。

ほかにも、次のような写真集や事典が役に立ちます。

- **『写真ものがたり 昭和の暮らし』**
  社団法人 農山漁村文化協会／須藤功 著（全10巻） 各巻5,000円（税別）
  　1　農村　　　2　山村　　　3　漁村と島　　4　都市と町
  　5　川と湖沼　6　子どもたち　7　人生儀礼　　8　年中行事
  　9　技と知恵　10　くつろぎ
  主に、昭和30～40年代の人々の暮らしが白黒写真で活写されています。
  働き手や家族の技や心意気など、添えられた文章も参考になります。

- **『戦争とくらしの事典』**
  ポプラ社／戦争とくらしの事典編纂室 編・著　4,750円（税別）
  「軍需工場」「学徒動員」「闇市」など、項目ごとに多くの写真が載っています。

- **『新版 昔のくらしの道具事典』**
  岩崎書店／小林克 監修　5,500円（税別）
  「足踏みミシン」「大八車」「背負子」など、人生紙芝居でも描く機会の多い生活道具の写真が載っています。それを使いこなす人の動作や様子もイラストで掲載されており、野良着やもんぺなどの衣装も参考になります。
  写真が大きいので、普段の介護現場でお年寄りと昔話をする際にも大活躍します。

- **『日本の軍装』** 大日本絵画／中西立太 著　3,000円（税別）
  陸軍・海軍の将校や下士官などの服装が、絵で詳細に描かれています。
  人生紙芝居では、出征兵のシーンも時々出てくるので、参考にしています。

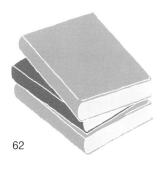

2）下絵描きをさらに楽にしてくれるスゴイ裏ワザ

　下絵を描くポイントを押さえることで、だいぶ楽に絵が描けると思いますが、まだまだこれだけでは足りませんね。そこで、さらに楽をするための裏ワザを独自開発してみましたので紹介します。

裏ワザ①　ガラス窓自家製コピーで、枚数増産

　一作品の中で10枚ほどの下絵を描いていくわけですが、そのほとんどの場面で主人公が描かれます。しかし、漫画家でもない私にとって、同一人物を各画用紙にいろいろなポーズで描いていくことは非常に難しいことです。出来上がった各場面の主人公の顔を見比べたとき、それぞれがまったくの別人のように見えてしまうこともしばしば。顔の輪郭や左右の目の幅など、パーツ自体のズレやパーツ間のバランスのズレが積み重なって、最終的にはまったくの別人の顔になってしまうのです。

　一連の絵を見たときに、**繰り返し登場する人物に関しては、同一と分かるように、基本、その服装（デザイン・色）は毎回同じに描いていきます。**

　服装はそれでいいとしても、肝心の顔をそろえなければなりません。そのために私が考案したのが、ガラス窓に画用紙を2枚重ねて、下の画用紙に描かれた主人公の顔を、上に重ねた白紙の画用紙に鉛筆で写し取るという"ガラス窓自家製コピー"という裏ワザです。

　シーンによって、上半身を描く構図なのか、全身を描く構図なのかで、描く顔の大きさが変わってきますが、そのときは、コピー機でまず適当なサイズに縮小・拡大してから、"ガラス窓自家製コピー"を行います。

　このようにすることで、紙芝居一枚一枚に登場する主人公の顔の統一性が保たれ、描き手の負担感も大幅に軽減されます。

裏ワザ②　似顔絵には顔写真

　絵を見た人たちに、「あっ、これって、〇〇さんかしら」と言ってもらえるくらいの似顔絵が描けたときは、ご本人もうれしいような恥ずかしいような顔をして、とても喜んでもらえます。

　人生紙芝居作りを長年やってきたせいで、新しくデイサービスを利用する人がいると、「この人の顔、描きやすそうだな」とか、ついつい目がそこにいってしまって困ったものです。一種の職業病ですね。

　顔の輪郭、目の特徴、鼻の特徴、口元の特徴などを意識して、その人の顔を描いてはみるものの、似顔絵のプロではないので、似てくるときもあれば、何回描き直しても本人の顔とは程遠いというときもあります。

　そんなときは、**その人の顔のアップの写真を用意し、その上に薄い紙（トレーシングペーパーなど）を置き、とりあえず写真を写し取ってみます。**
「顔の輪郭はなるほど、こうね」などと鉛筆でなぞりながら確認し、目の位置、鼻の位置、口の位置もなぞっていきます。一通りなぞり終わると、そこには"似顔絵の素（もと）"が出来上がっているはずです。

　さらに、"似顔絵の素"に、主人公キャラに相応しいインパクトを付けていきます。具体的には、かけているメガネを強調してみたり、垂れ目をややオーバーに描いたり、鼻の穴をしっかり大きめに描いて立派な鼻を目立たせたりして、愛嬌（あいきょう）のあるキャラを完成させます。

　ご本人の顔写真を土台にして描いているので、それなりに本人を彷彿（ほうふつ）とさせる仕上がりになりますから、ぜひお試しください。

　それでも、「主人公の似顔絵なんて描くのが大変」と負担に感じるのであれば、顔の部分にその人の顔写真を貼ってしまうという方法もあります。顔をアップで撮って、サイズ

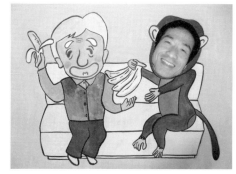

本人の顔写真を貼る裏ワザ（写真は「みんなの家」奥田俊夫代表）。『にいがたの女』より

も自由に調整して切り抜き、絵の上に貼るだけ。これなら、誰が見ても「○○さんだ！」と分かってもらえます。

裏ワザ③　デコパージュ的手法

『安良里情話』という作品では、お料理上手な奥さんが、病み上がりのご主人のために、体に良い料理を次々と作ってあげる場面が出てきます。目玉焼きぐらいなら、私も気負わず描けますが、ご馳走の絵となると、いろいろ描くのも大変です。第一、自分で描いた料理はちっとも豪華に見えなくて困りました。

そこで、フリー素材のイラストブックから料理のいくつかを拡大コピーし、それに色を塗って、画用紙に貼ることにしました。見栄えも良く、おいしそうな一枚が出来上がりました。

これと同様に、地元で民宿をやっていた女性の人生紙芝居では、主人公が地元でとれた新鮮な食材を使って、おいしい郷土料理（金目鯛の煮付け、刺身の船盛りなど）を作って提供し、人気を呼んだというくだりがありました。ここではインターネットで西伊豆の郷土料理のフリー素材写真を検索し、プリントアウトして貼り付けることで豪華な民宿の食卓があっという間に完成しました。

下絵を描く段階では、テーブルだけ描いておけばOK。この"デコパージュ的手法"は、絵が苦手な人にとって、とても朗報だと思います。

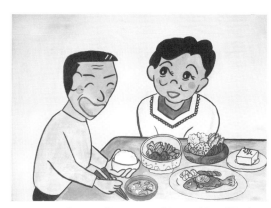

イラストブックを利用して、ずらりと料理が並ぶ食卓を表現。『安良里情話』より

裏ワザ④　千代紙を貼る

人生紙芝居には、よく主人公が祝言(しゅうげん)をあげる場面が出てきます。今の和装の結婚式では、花嫁さんが豪華絢爛(ごうかけんらん)な色打ち掛けを羽織りますが、戦前や戦後間もない頃の花嫁衣装は、黒留袖(くろとめそで)に少し派手な帯を締めるのが一般的だったようです。

紙芝居で描く際にも、当時の様式に合わせて描いていきますが、帯の部分に少し金色などの入った和風柄の千代紙を切り取って貼り付けると、華やかさがアップして、花嫁さんらしくなります。

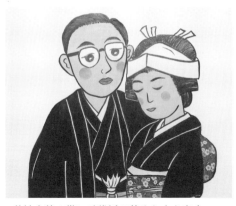

花嫁衣装の帯に千代紙で華やかさを出す。
『お帰りなさい』より

5. 色塗り

コツ
・コントラストを強くする色選び
・背景部分などの色塗りは利用者にしてもらい、その人の人生をみんなで共有・理解する

下絵が完成したら、いよいよ色塗りです。絵の具はごく普通の水彩絵の具を使用しています。

色塗り作業は、人生紙芝居の主人公の人はもちろん、デイサービスのほかの利用者や介護職員も一緒に行っていきます。

このとき、"人生かみしばいで、人生かみしめ合い"の作業にすることが何より大事です。

とはいえ、手が震えたり、視力が衰えていたりして、高齢者に細かい部分の色塗りまでしてもらうのは、やや無理があります。そこで、みんなの家の場合、デイサービスの利用者には、主に背景部分や、絵柄が単純で大きい部分（例：海、

山、道路）の色塗りを手伝ってもらっています。

1）色選び

　色を選ぶときのポイントですが、**隣り合う色はできるだけコントラストが強くなるようにします。**淡いパステル調などでまとめると、視力の衰えた高齢者には、何が描かれているのか分かりにくくなってしまいます。

　例えば、主人公のズボンを青色にするなら、上着は水色ではなくて、赤やピンクにするというように、くっきり・はっきりを常に心がけます。

　まずは紙芝居1枚の背景の色を決めてしまいましょう。

　私の場合、**背景は基本的にレモン色で統一しています。画面全体が明るくなるからです。**

　ただし、場面が夜のシーンでは薄めの藍色や紫色を、野山の中の場合は黄緑色を、海の上なら水色を背景にもってきます。

　また、描かれている物を塗るのに黄色をたくさん使う必要があるときは、コントラストをつけるために、背景には黄色系以外の色をもってくることもあります。

2）高齢者に色を塗ってもらうための工夫

　主要な部分の色使いを大まかに頭の中で考えたら、まずは背景から塗っていきましょう。

　背景はお年寄りに色塗りをお願いするのですが、塗ってもらう部分の外周を職員があらかじめ塗ってから、「この中を塗りつぶしてください」というように頼むとよいでしょう。お年寄りには、どこまで塗ってよいものか、境界線が見えづらいし、分かりづらいからです。**縁取りをしてあげることで作業しやすくなります。**

　塗り方にも性格が表れます。ササッと塗ってしまう人、とても丁寧に時間をかけて塗っていく人、色ムラを気にして何度も重ね塗りする人、いろいろあって面白いです。

色ムラに関しては、それもひとつの味わいになるので、気にする必要はまったくありません。看板のペンキを塗っているわけではないし、山にしても海にしても、実際は均一な緑や青ではありません。しかも、ある程度の離れた所から紙芝居を鑑賞するので、色ムラ自体、はっきりとは見えなくなってしまいます。

　90代の女性利用者Lさんは、常に手が震えていましたが、東京大空襲の炎の中を主人公が逃げまどうシーンの背景を塗ってもらったときのこと。背景は炎の海なので、朱色の絵の具を絵筆につけてLさんに渡しました。Lさんの手はブルブルと震え、筆先が右に左に、上へ下へ、小刻みに揺れて、背景に塗られていく朱色は細かなムラが次々とできていき、まるで夕陽に染まる海の水面のようでした。

　ところが、どうでしょう。少しして改めて見ると、そこにはメラメラと燃える感じが見事に表現されています。

　しばらくしてLさんが「疲れて、もう描けない」と筆を置かれました。そこで、続きを私が塗ったのですが、あまりにも素晴らしい筆のタッチでしたので、私も手をわざとブルブルさせながら描いてみました。手の震えさえも、ひとつの味を作り出す手法になってしまうことに、芸術の懐の深さを感じました。

3）"人生かみしばいで、人生かみしめ合う"ことが一番大事

　ほとんどのお年寄りは、絵筆を握るなんて、たぶん子どものとき以来のことでしょう。「できない。失敗したら困るから」と拒否される人が大半かと思います。みんなの家でも最初はそうでした。

　回数を重ねていくうちに、「隣の人もやったから、じゃあ私も少しだけやってみるか」というように、だんだんと参加してくださるお年寄りが増えていきました。今では、色塗りの準備をしていると、「今度は誰の紙芝居を作るの？」と興味津々に聞いてくるまでになっています。

　色塗りの作業で忘れてならないのは、"利用者に上手に塗ってもらう必要はまったくない"ということです。

　色ムラも味わいのひとつであり、たとえ線からはみ出してしまったとしても、

隣り合う色を塗る際に上塗りされることで、はみ出し部分がほとんど目立たなくなります。最終的な縁取り作業（後述）により、さらにカバーされるので、はみ出しを気にする必要はありません。また、効率よく作業を行う必要もありません。

　大事なのは、色塗り作業を通じて、人生紙芝居の主人公となっているお年寄りのたどってきた人生をみんなで理解し、「○○さんの若い頃はそうだったんだ」「大変だったねえ」「がんばったねえ」と共感の輪を広げていくことです。ゆっくりと作業をしていきましょう。

　主人公となるお年寄りの恥ずかしそうな、でも、うれしそうな表情が印象的です。自分の生きてきた人生にスポットライトが当たる瞬間なんて、そうたびたびあるわけではありません。この最高の時間を存分に味わってもらいましょう。

　ともすれば塗るという作業に没頭しがちになるので、主人公の人生を話題にしたおしゃべりがどんどん膨らんでいくように、職員が意図的に言葉を挟んでいくことが大事です。"人生かみしばいで、人生かみしめ合い"ができてこその色塗り作業です。

　間違っても、主人公のお年寄りが不在のとき（通所日ではない、入浴中など）に、色塗り作業は行わないでください。みんなで本人を囲みながら色を塗り、その人の人生を理解すること自体が、主人公となったお年寄りへのケアそのものになるのですから。

6. 縁取り

 ・筆ペンを使い、さらに絵をくっきりさせる

　色塗りの際に、コントラストがはっきりする色を選ぶことにより、高齢者にも見えやすい絵になっているはずですが、それでもまだ足りません。ここでは、下絵を描く際に鉛筆で描いた線を筆ペンでなぞり、縁取りを行うことで、色と色との境目を一層強調します。

　また、色塗りの際に、背景などの塗りやすい部分は利用者に塗ってもらってい

ますが、どうしても絵の具が線よりはみ出している部分があります。それが、この縁取りを行うことで、多少のはみ出しなら筆ペンの太さで隠れてしまったり、はみ出し自体が遠くから見たときに目立たなくなったりするので便利です。

縁取りには、サインペンよりも筆ペンを使った方がよいでしょう。筆圧次第でラインが太くなったり細くなったり、あるいは習字の"はらい"のように、わざとかすれるような表現もできて、何とも言えない風合いが出るからです。眉毛、目玉、鼻のラインも絵の具を使わずに、筆ペンで直接描いています。

縁取りを行うと、絵が一層くっきりとして、さらには上手に見えてくるから不思議です。人生紙芝居作りの中でも、とても楽しい作業と言えます。

7. 台紙に貼り付ける

・利用者にもやってもらいながら、
　その人の人生をみんなで共有・理解する

　色塗りを終えた画用紙は、それだけでは硬さ不足で、紙芝居を1枚ずつめくりながら上演する際に、とても扱いにくい状態です。そこで画用紙を台紙に貼り付けて補強します。

　台紙は、「コートボール紙（厚紙）」を用意してください。

　色塗りを終えた画用紙を裏返し、縁に沿ってひとめぐり両面テープを貼り付けます。

　次に、両面テープの上側の剝離紙をはがして、コートボール紙に貼り付けます。

　この剝離紙はがしの作業は、デイサービスの利用者にやってもらっています。色塗り作業のときと同じように、人生かみしめ合いの場として、作業展開していきます。

　「この人、誰だと思いますか？」「○○さんは、昔、こんな仕事をしていたそうですよ」と職員から声かけをすると、「知っているよ。この人、うんと働き者だった」「こんな苦労をしていたとはね。あんた、がんばったねえ。偉いよ」などと、利用者の間でどんどん話が弾んでいきます。

貼り付け作業自体はとても簡単で、あっという間にできてしまうことではありますが、そこをあえてゆっくりと、その人の人生を共有できるようにしていきます。

 コートボール紙に画用紙を貼り付け終えたら、画用紙のサイズに合わせて、余分なコートボール紙をハサミで切り落とします。これで補強は終了。

 最後に、紙芝居一枚一枚の絵の裏（コートボール紙側）の右隅に、表紙の1番から順に、通し番号を書き入れておきます。

8. 台詞を考える

コツ
・解説調にならない
・会話を多用し、会話でストーリーを展開していく

 紙芝居の絵が完成したら、あとは演者の語りをどうするかを考えます。観客にとって、人生紙芝居が観ていて楽しいものになるかどうかは、語りに大きく左右されるので、ここは最後の難関というべき大事な作業になります。

1）解説調は聴いていてつまらない

 絵で表していることを補うべく、これはどういう場面であるのか、補足的な説明をついついたくさん加えたくなります。また、紙芝居の中では取り上げていない人生上の出来事についても、主人公のお年寄りに敬意を払って、ついでに触れておきたくなります。

 こうしたことから、1枚ごとに演者が語る文章が長くなってしまいがちですが、聴く側にとって**ナレーションの連続は、くどく聞こえ、あまり楽しいものではありません。**

 では、どうしたら飽きさせない、いきいきとした語りを生み出せるでしょうか。

 そのポイントは、**登場人物の台詞で場面展開を図ることです。**

 例えば、「朝になりました」というト書きより、絵の中の登場人物に「おはよう！」「おや、もう朝か」と言わせてしまえば、観る側も朝だと分かりますし、そ

の場面がよりいきいきとします。

　ちょうど、落語をイメージするといいでしょう。長屋の八っつぁんと熊さんの会話のようなものです。ふたりの軽妙なやりとりの中で話が進行していき、状況説明的な解説はあまり出てきません。それでも、その場で自分たちも八っつぁん・熊さんを観ているような気分になってきます。

　逆にテレビのニュースなどは、事実説明の連続で、関係する人物の主観的な発言は大きな部分を占めていません。エンターテイメント性を重視するのか、客観的事実の伝達を優先するのかの違いです。

　人生紙芝居は、観る人に楽しんで理解してもらいたいので、落語のようなスタイル、テンポを参考にするとよいと思います。

　また、**会話部分には、主人公のお年寄りの口癖や方言を入れると、一層感じが出ます。**

　ただ、観客がデイサービスの利用者ではなくて、小学生であったりする場合には、少しアレンジしたり、説明を加えたりした方がよい場面も出てきます。

　特に戦争がテーマになっている人生紙芝居を子どもたちに観てもらうときには、「学徒動員」や「出征」という言葉が分からないので、その場で「戦争の兵器を作る工場で働かされました」とか「兵隊さんになって、戦場に行ってしまいました」など、分かりやすい言葉に置き換える必要があります。「赤紙が来ました」という場面でも、「赤紙」とはどういうものなのかについて、説明をする必要があります。

　こうして解説部分がどんどん増えていってしまいますが、これは仕方がないことです。

２）台紙の裏に台詞・ト書きを書く（貼る）

　台詞ができたら、台紙の裏に書き込んでいきます。台詞のほかに、演じる際の注意点、例えば「少し間を置いて」とか、「台紙を小刻みに揺らす（地震が起きた様子を表現）」などのト書きも書き込んでおきます。手書きするのではなくて、台

詞・ト書きをパソコンで入力し、プリントアウトした紙を貼り付けてもいいです。

　いずれの場合でも、注意しなければならないことがあります。**紙芝居の場合、絵とそれに相当する台詞・ト書きが、1枚ずつずれているという点です。**

　つまり、2枚目の絵を見せながら、2枚目の台詞・ト書きは1枚目の台紙の裏に書いてあるものを読むことになります。さらに、2枚目をめくって観客に3枚目の絵を見せながら、3枚目の台詞は先ほどめくった2枚目の台紙の裏にあるものを読むことになります。

　もうお分かりですね。**2枚目の台詞・ト書きは1枚目の台紙の裏に記入する必要がありますし、3枚目の台詞・ト書きは2枚目の台紙の裏に記入しなければならないのです。**

　そして、「コマ割り」のところで触れましたが、1枚の紙に絵が分割されて描かれていて、観客に右半分のみを見せて台詞を言い、それから左半分もすべて見せるという演出がされている場合、裏側の台詞・ト書き面にも工夫が必要です。

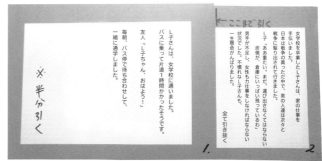

1枚の絵を分割して使う場合の台詞・ト書き。
引き止める位置を書いておく。上下ともに『お帰りなさい』より

　前頁の裏を、ちょうど次頁の右半分のみが見えるところまで引き抜いたところで、「ここまで引く」という線を書き入れるとともに、前頁の裏面の引き抜か

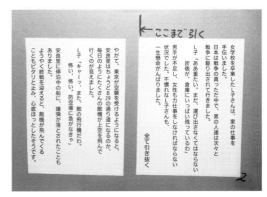

右側は次頁右半分の絵に相当する内容。
左側は次頁左半分の絵に相当する内容。

73

れた部分に、次頁の右半分に相当する台詞・ト書きを書き、その最後に「全て引き抜く」と書いておきます。

演者は「全て引き抜く」を見て、前頁を全て引き抜くと、観客に次頁の左半分の絵も現れ、演者にとっては前頁裏の左半分に書かれた残りの台詞・ト書きが現れることになります。

これは、言葉で説明するだけでは分かりにくいかもしれません。**実際に、図書館などで既製の紙芝居の台紙の裏側を見てみると参考になると思います。**

9. 演じ方の練習

本番前には必ず練習しておくことが大切です。そうすることで、いざ本番のときに演者の心に余裕が生まれます。

できれば、誰かに練習段階で一度観てもらって、どこが分かりにくかったか、話すテンポが速すぎなかったか、絵をめくる速さは妥当であったかなど、意見を求めるようにすれば理想的です。

また、実際に本番で、デイサービスの利用者の前で人生紙芝居を演じていると、その話の内容が自分たちの暮らしにあまりにも身近であるため、思わず「そうだった、そうだった、本当に大変だったよぉ、朝早くから起きてさぁ」などと話し出す人もいます。

そういうときは、紙芝居の進行を少し止めて、「やっぱり、○○さんもそうだったんだぁ、大変でしたねぇ」というように、観客の生の反応に合わせます。それがライブの良さです。お行儀の良い観客よりも、あれこれ口を挟んでくれるくらいの人がいた方が、上演自体、盛り上がります。

どんな反応が起きようと、それに対して心に余裕を持って応じられるよう、そのためにも事前に演じ方の練習をしっかり行い、紙芝居の一連の流れを頭に入れておくことが必要です。

実況中継 〜Ｎさんの人生紙芝居ができるまで〜

工程① 人生の聴き取り

Ｎさんの人生について聴き取りを行うため、まずはご自宅に伺いました。Ｎさんを日常的に介護されているご主人と、週末に様子を見に帰って来る娘さんふたりが待っていてくれました。

昔のアルバムを見ながら、聴き取りを進めます。高齢で記憶が曖昧なため、Ｎさん自身が人生について語ることは難しく、ご主人や娘さんたちが話すのを聴きながら、時々ご自身も「そうだったかしらねぇ」などと相づちを打ちます。それに対して、娘さんたちは「えっ、お母さん、忘れちゃったの!?」と少し寂しげな様子。

ご主人や娘さんたちの話しぶりから、妻として母として、家族のために尽くしてきたＮさんに対する感謝や愛情が、十分すぎるほど伝わってきました。

聴き取りは、その場で聴いたこと・見たこと・感じたこと、すべてが大切な情報源です。一番印象深かったのは、娘さんたちが「母に怒られたことはこれまでの人生でたった１回しかない」と言ったことでした。自分の子育てを振り返ったとき、「子どもを怒らずにいられるなんてことが果たして可能なの？」と率直に思いました。

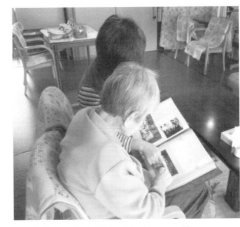

Ｎさんと一緒にアルバムを眺めながら聴き取りをする

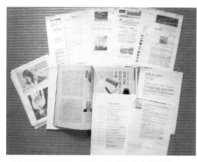

時代背景を知るために集めた資料

工程② ストーリーを考える

聴き取った内容に関して、資料を集め、理解を深めていきます。

大空襲に遭い、祖父母の家に一家で身を寄せたという話だったので、インターネットで「大空襲」について調べました。すると、Nさんの生家があった地域は、大空襲で壊滅的な被害を受け、さらには終戦直後から1982年までの間、在日米軍が彼らの住宅を建てていたために、37年間も接収されていたという事実を知ったのです。

戦争によって思い出のいっぱい詰まった家を焼かれ、戦争が終わっても帰るに帰れない。故郷を永遠に奪われたNさんの深い悲しみが推察されました。それと同時に、Nさん本人の口から戦争体験を語っていただくことができない中で、戦争という非常に重いテーマを紙芝居のメインには据えられないとも考えました。

本作品では、全工程の中で、このストーリー作りに一番悩みました。子どもたちの服やおやつをすべて手作りし、夫を支えた"良妻賢母の鑑"としてNさんを描けばよいのだろうか。それとも……？ 私の中では、聴き取りの際に最も衝撃を受けた"子どもをけっして怒らない"という育児スタイルがどうしても引っかかっていて、これをどのように解釈すべきか分からなかったのです。

Nさんから説明してもらうことができない以上、推測するしかありません。「夫とも喧嘩したことはないわね」「家の中で喧嘩はイヤね」といったNさんの言葉から、私は最終的に、「多感な娘時代につらい戦争体験をしたNさんは、喧嘩は戦争の始まりと考え、まずは家庭の中から争い事をなくし、いつも笑顔で満ち溢れる家庭を築こうという、ひとつの強い信念を持って家事育児に当たり、それを貫いた」というように解釈しました。

華奢な体つきでいつもニコニコしていて控え目なNさんは、かわいらしいお婆ちゃんという印象でしたが、実は信念を持った、一本筋の通った女性であるとい

う見方をしていくと、それまで単にかわいらしく映っていた彼女のしぐさにも、一種の神々しさのようなものを感じるようになってきました。

工程③　コマ割りをする

　紙芝居のテーマが決まれば、ストーリーもおのずと定まります。

　Nさんの人生紙芝居では、同じ学校教師として夫と出会い、3人の子宝に恵まれ、子どもたちにはおやつや服をすべて手作りし、花栽培やオルガン教室で家計を助け、夫を愛妻弁当で陰から支える姿を描くことにしました。そして最後に、Nさんが貫いてきたひとつの信念「けっして怒らない」を紹介します。

　自ら笑顔でいることが家族の笑顔につながり、ひいては世界平和につながる。Nさんが昔も今も常に笑顔でいる、その深い理由が分かって終わりとなります。

　4コマ漫画風のタッチで構想を練り、全体で10コマ前後に収まるように話の一部を削除したり、あるいは加えたりします。私は絵が苦手なので、「花栽培（をしているところ）」や「オルガン教室（で教えているところ）」というように、絵柄を文字で表している部分が多くあります。ストーリーを整理するためのコマ割りなので、それで十分です。

　Nさんの生き方のベースになったと思われる戦争体験をどのように描くか最後まで悩みましたが、表紙の構図で満面の笑顔のNさんの後ろに映画フィルムを配し、記憶に深く刻まれた出来事として、小さく空襲のシーンを描くことにしました。

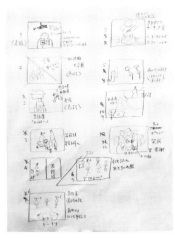

コマ割りは4コマ漫画風に。
文字で書いてもOK

工程④　下絵を描く

　登場人物の顔が似た顔に描けると、本人・家族もうれしいもの。写真の上に薄紙（トレーシングペーパーなど）を置いて、顔の輪郭や眼鼻のラインを写し取っていくと、即席の似顔絵が出来上がります。それをシーンごとに適した大きさに拡大コピーし、今度は画用紙に写し取って使います。紙芝居の最初から最後まで、顔の向きはほぼ同じということになります。

　画用紙に写し取る際は、ガラス窓に重ねて作業すると、なぞるべき線が透けて見えるので便利です。夜間に作業する場合は、トレース台（ライトテーブル）を使用します。トレース台は画材売場で購入しました。

　下絵は絵画的ではなく4コマ漫画風に描きます。背景は必要最低限のものしか描かず、また、表情を分かりやすくするため、顔を大きく描きます。

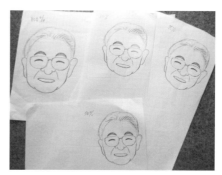

大中小、さまざまな大きさの
同じ似顔絵

　Nさんの紙芝居に出てくる足踏みミシンで子どもの服を縫っているシーンや、3人目の子どもが生まれ家族みんなで共に喜び合うシーンは、以前制作したほかの人生紙芝居にもあったシーンなので、過去の作品の絵の構図をそっくりそのまま利用しました。

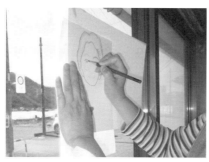

ガラス窓に重ねて写し取る方法

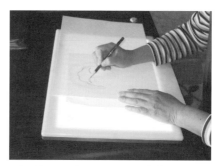

ライトテーブルで写し取る方法

工程⑤　色塗り

　水彩絵の具を使い、デイサービスの利用者にも大きい部分（例えば背景）を塗ってもらいます。「手が震えるから」「上手じゃないから」と断る人もいますが、「Nさんのお誕生日にプレゼントするから、少しでも手伝ってください」とお願いします。

　そして、**ここで忘れてはならないのが、"人生かみしばいで、人生かみしめ合い"**。色塗り作業のみに気をとられずに、Nさんの人生を話題に、参加者全員でおしゃべりをします。

「旦那さん、体育の先生だったでしょ、知っているよ」などと、みんなから話しかけられ、Nさんもうれしそうです。

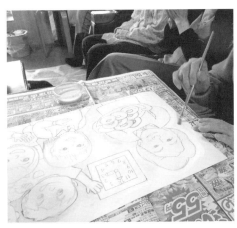

背景をみんなで塗りながら
"人生かみしばいで、人生かみしめ合い"

　細かい部分はスタッフが塗ります。コントラストがはっきりするように色を選択します。また、主人公の上の服は黄緑色、下の服は紫色というように、**紙芝居の1枚目から最後まで人物ごとに色をおおむね統一しておくと**、塗る際に迷わず楽ですし、観る側の高齢者も同一人物として把握しやすくなります。

　なんとなく自信の持てなかった下絵も、だんだん色がついていくと、見られる1枚になっていくので不思議です。

工程⑥　縁取り

鉛筆で描いた部分を筆ペンでなぞり、絵をくっきりとさせます。筆ペンだと、筆圧次第で細い線も太い線も描き分けられるので便利ですし、味のある仕上がりになります。色が塗られた絵に、さらに縁取りを入れることで、絵柄がさらにはっきりし、高齢者により見えやすくなります。絵が見違えるように素晴らしくなるので、一番楽しい作業です。

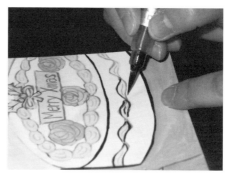

筆ペンで縁取ると味のある仕上がりに

工程⑦　台紙に貼り付ける

画用紙を裏返し周囲に両面テープを貼ります。接着面の剥離紙を剥がしたら、コートボール紙（厚紙）に貼ります。絵を台紙に貼ることで強度が増し、紙芝居として上演する際に扱いやすくなります。

台紙貼り作業も、主人公のNさんがいる場で、ほかのデイサービス利用者と一緒に行うことで、"人生かみしめ合い"ができます。

「Nさん、オルガンも教えていたの？　スゴイですね」（スタッフ）
「Nさん、学校の先生をしていたときもあったんだ」（デイサービス利用者）

完成した絵が目の前にあることで、このように、よりスムーズにNさんにスポットを当てた会話が展開していきます。

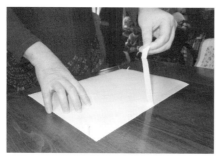
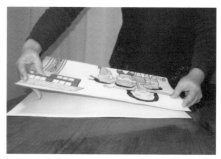

両面テープで厚紙に貼る。ほかの利用者と一緒に、"人生かみしめ合い"も忘れずに

工程⑧ 台詞を考える

完成まで、あと少し。ト書きや登場人物の台詞を考えます。

ポイントはナレーションが多くなりすぎないこと。ナレーションが多いと解説的になり、紙芝居としての面白みが半減してしまいます。できるだけ登場人物の台詞で、ストーリーを展開していけるようにします。そうすることでテンポが生まれ、作品がいきいきと伝わります。

当地域では、漁場ごとに特有の方言があったりするので、登場人物の台詞に関しては、お年寄りやスタッフに方言指導を仰ぐのですが、Nさんの場合は標準語を話される人で助かりました。

台詞・ト書きが決まったら、それを絵の裏側に書きます。以前は手書きしていましたが、現在はパソコンを使い、プリントアウトした原稿をスプレー糊で貼り付けています。

ただし、紙芝居は1枚目をめくると2枚目の絵が出てくるので、2枚目の絵に関する台詞・ト書きは1枚目の絵の裏に書いておく必要があります。同じく、3枚目の台詞・ト書きは2枚目の絵の裏に、というふうになるので注意してください。

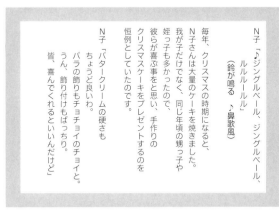

ストーリーは登場人物の台詞を中心に。
歌を取り入れても楽しい

第2章　実践編　紙芝居を作って人生をかみしめよう

遂に完成!!　『いつも笑顔』を誕生日会で初上演

　いよいよ、Nさんの誕生日会で完成した人生紙芝居『いつも笑顔』を初上演します。聴き取りに協力してくださったご主人にも同席をお願いしました。

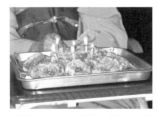

誕生日会では家族の思い出が詰まったドーナツを手作り

　誕生日会は、その人ならではの「お菓子」や「食べ物」でお祝いしたいもの。Nさんの場合、子どもたちや夫の教え子たちにドーナツを作り、それが大好評だったと聞いて、そのシーンを紙芝居の中にも盛り込んでいたため、デイサービス利用者と一緒にドーナツを手作りし、そこへローソクを立てました。

　また、主役のNさんには和服を着ていただきました。普段から寒がりのNさんは、最初こそ「寒いわね」とおっしゃっていましたが、着物姿がとても気に入られたようで、結局は誕生日会の最後までずっとお召しになっていました。

　Nさんに代わって、ご主人に拍子木(ひょうしぎ)を打ってもらい、いよいよ紙芝居の始まりです。

　冒頭のふたりの出会いのシーン、自転車に乗った若かりし頃のご主人が、紙芝居の舞台の裏から「チリン、チリーン」と飛び出してくると、思わずおふたりから笑みがこぼれました。

　ご夫婦で歩まれてきた70年近い歴史を、人生紙芝居を観ながら全員でたどり終えると、デイサービス利用者から真っ先に「いいご夫婦だねー」と声があがりました。照れるご主人の横でNさんはうれしそうでした。
　「子どもを怒ったことがないなんて、すごい！　私、絶対に無理」と若いスタッフ。
　Nさんの人生を話題におしゃべりが続きました。

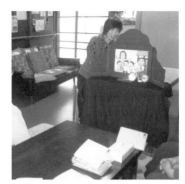

誕生日会での上演の様子

実況中継

1枚目

いつも笑顔

作・画　みんなの家

9枚目の裏

N子さんは、昭和の初めに生まれました。ハイカラな街で、美しい娘さんに育ったN子さんでしたが、昭和二十年、大空襲が起こりました。N子さんは幼い弟を背中に背負って、家から逃げ出しました。住む家を失った一家は、一面焼け野原と化し、父親の実家に身を寄せることになったのです。

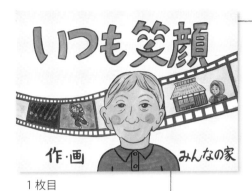

2枚目

1枚目の裏

戦後間もなく、女学校を卒業したN子さんは、小学校の先生となり、X小学校に赴任しました。

※自転車に乗ったG男さんパネル登場
(自転車のベル) チリン、チリン

N子「みんな、おはよう——今日も元気いっぱいね」
子供「N子先生、おはようございまーす」
G男「みんな、おはよう！」
子供「あっ、G男先生だ！おはようございます」
N子「G男先生、今日も自転車をこいで来られたんですよね。ずっと上り坂なのに、足は疲れないんですか？」
G男「N子先生、これくらい、大した事ありませんよ。体力なら誰にも負けない自信があります」

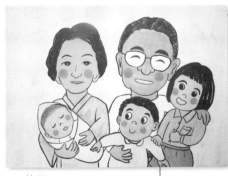

3枚目

2枚目の裏

X小学校の教師として出会ったG男さんとN子さん。互いに子供が大好きで、教育熱心な二人は意気投合し、やがて結婚しました。
そして、かわいい三人の子供が生まれました。
長女のH子さん。
長男のI男さん。
次女のJ子さん。
N子さんは教師を辞めて、家事・育児に専念することにしました。

※半分引き抜く

第2章　実践編　紙芝居を作って人生をかみしめよう

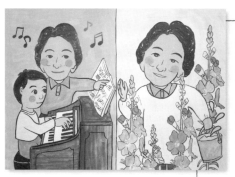

4枚目

3枚目の裏

← ここまで引く

今とは違い、当時の教員の給料は高いものではありませんでした。そこで、専業主婦になったN子さんは、少しでも家計の足しにと、いろいろな事をやりました。

N子「水やりや見回りが大変だけど、こうして花が順調に育ってくれると、本当にうれしいわ」

一つは、畑でグラジオラスや金魚草を栽培し、出荷をしました。

※残り全部を引き抜く

巷でオルガンが流行り出すと、自宅で「オルガン教室」を開き、近所の子供達を集めてオルガンを教えました。

N子「それじゃK男君、《アルプス一万尺》のメロディで♪タンタンタンタンタンタンタンの、ここから、もう一回やってみましょう。元気よくね」

K男「ハイ」

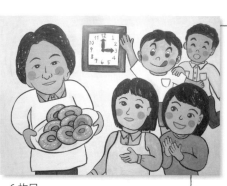

5枚目

4枚目の裏

N子「この生地を使って、今度はどんなデザインの服を作ろうかしらね」

洋裁が得意なN子さん。子供達の洋服はこんな感じで、女の子用にはこんな感じで、男の子用にはあんな感じで、と子供三人のお揃いの服を考えるのは、N子さんにとってもとても楽しい時間でした。

（ミシンの音）カタ、カタ、カタ、カタ

夜遅くまでミシンの音がしています。

J子「ねえ、お姉ちゃん、まだミシンの音がするね。お母さんいつ寝るのかな？」

H子「小学校の修学旅行に着て行く服を作ってくれているのかな。明日、起きたら聞いてみよう」

子供達もお母さんの愛情をいっぱい感じられる手作りの洋服が大好きでした。

6枚目

5枚目の裏

N子「みんな、三時のおやつよ。手を洗ってらっしゃい」

H子「ねえ、お母さん、お友達の分もある？」

N子「大丈夫。ドーナツ、いっぱい揚げたから。おかわり出来るわよ」

近所の子「やったー、おばさんのドーナツ、旨いんだよね。俺、大好き！」

洋服だけではありません。おやつも、N子さんが手作りしていました。茹でたトウモロコシや、さつま芋の茶きん等、季節の物にひと手間加えて。三時になると集まっている近所の子供達もみんな、一緒に遊んでいる近所の子供達もみんな、美味しい手作りおやつを食べて行きました。

84

実況中継

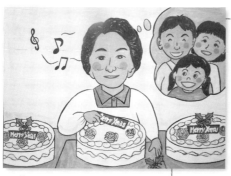

7枚目

6枚目の裏

N子♪ジングルベール、ジングルベール、ルルルールル（鈴が鳴る ♪鼻歌風）

毎年、クリスマスの時期になると、N子さんは大量のケーキを焼きました。
我が子だけでなく、同じ年頃の甥っ子や姪っ子も多かったので、彼らが喜ぶ事をと思い、手作りのクリスマスケーキをプレゼントするのを恒例としていたのです。

N子「バタークリームの硬さもちょうど良いわ。バラの飾りもチョチョイのチョイと。うん、飾り付けもばっちり。皆、喜んでくれるといいんだけど」

※半分引き抜く

8枚目

7枚目の裏

←ここまで引く

小学校退職後、町の仕事に携わったG男さんでしたが、慣れないことも多く、頭を悩ませる毎日でした。

N子「G男さん、不慣れな仕事で、大変でしょうに、仕事の話は一切しないんだから……愚痴ぐらい、私だって聞くのに」

※残りを引き抜く

少しでもG男さんの力になりたいと思いN子さんは毎日せっせとお弁当を作りました。
おかずをいく種類も詰めて、それはそれは豪華な愛妻弁当です。

N子「G男さん、これを食べて、また午後から、お仕事もがんばって下さいね」

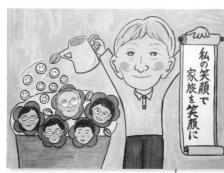

9枚目

8枚目の裏

専業主婦歴六十余年のN子さんには、一つの信念がありました。
それは「決して怒らない」ということです。
娘のH子さんもJ子さんも、お母さんに怒られたことは、人生の中で一度きりしかないと言っていました。怒らずに子育てをする、そんなことができるのでしょうか？（観客に尋ねる）

「専業主婦」という仕事を、一つの強い信念の下に徹底してやり抜いたN子さん。並みの主婦ではありません！

笑顔を育てるのは笑顔です。
それが平和にもつながります。
だから、N子さんは家族のそばでいつも笑っているのです。N子さん、これからもその笑顔で周りを幸せにして下さいね。

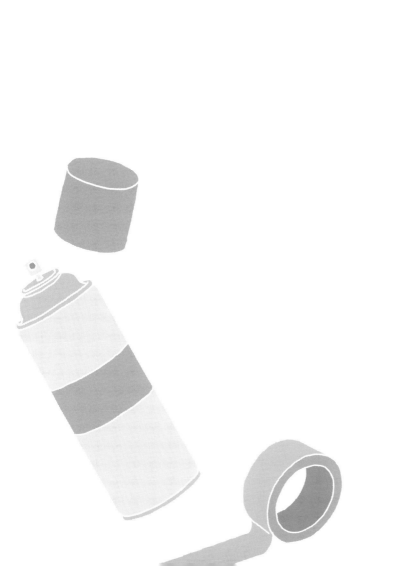

第3章

発展編

人生紙芝居で交流の輪を広げよう

第3章　発展編　人生紙芝居で交流の輪を広げよう

　これまで、人生紙芝居は、その作る過程にこそ深い意味と絶大なケア効果があることをお話ししてきました。この章では、出来上がった人生紙芝居の活用方法の広がりについて、いくつか紹介したいと思います。

　多大な時間と労力をかけて制作した人生紙芝居。これでもかというくらい活用しないと、「もったいない」の一言です。

　人生をかみしめ合い、互いを認め合うツールとして、こんなにもコンパクトで楽しくて、最適なものはないのではないでしょうか。ぜひ、より多くの人に観てもらいましょう。

1. 見学者に「ウエルカム人生紙芝居」でおもてなし

　みんなの家では、人生紙芝居をデイサービス利用者の誕生日会の際に上演しますが、それでは年1回しか上演機会がないことになります。そこで、みんなの家を見学に来られる人があるときは、その人たちの前で人生紙芝居を上演し、お年寄りたちと一緒に観てもらうようにしています。**人生紙芝居は、個別ケアを大事に考える、みんなの家のケア方針を具体的に示す実践例でもあるからです。**

　人生紙芝居を観る前と観た後とでは、見学者たちの利用者に対する捉え方が大いに違ってきます。つまり、「みんなの家に通っているおじいちゃん」として一般的に見ていた利用者のことを、「昔、かまやをやっていて、趣味がカラオケの、寡黙（かもく）だけど愛妻家の○○さん」というように、固有名詞で覚えてくれます。

　また、相手により親近感が湧き、声をかけやすくなるようです。「こんにちは、皆さん、楽しそうですね」という表面的な言葉かけではなくて、「ここら辺ではカツオ漁が盛んだったのですね」「○○さんは、漁師さんとして遠くの海まで漁に出たのですか？」というように、具体的な話題で会話はどんどん広がっていきます。

　人生紙芝居には、主人公となっているお年寄りの職業や人柄や人生哲学などがコンパクトにまとめられているので、わずか10分ほどのうちに、中身の濃い人

物紹介ができるのです。また、西伊豆という地域性の紹介にもなります。

　ウエルカムドリンクならぬ、「ウエルカム人生紙芝居」でおもてなし。見学者と利用者の間の距離感を一気に縮めてくれる、とても便利なツールです。

2. 地元小学生への戦争体験の伝承活動

　みんなの家の隣は町立西伊豆中学校、そのまた隣が町立仁科小学校で、目の前の道路は通学路になっています。そのような立地もあり、みんなの家では、日頃から子どもたちとの交流を図ってきました。

　例えば、毎週末、縁側スペースを利用して駄菓子屋「じぃばぁ」を開店しており、地元の子どもたちがお菓子を買いにやって来ます。デイサービス利用者がおつりを渡したり、スタンプカードにスタンプを押したり、売り子さんを務めています。あるいは、総合や福祉の授業の一環として、クラスの子どもたちがみんなの家の畑にやって来て、焼き芋を一緒に作ったり、逆にこちらから教室に出向いて、昔遊びで交流したりしてきました。

　なかでも特に力を入れているのが、"戦争体験の伝承活動"です。太平洋戦争を経験した人たちは、現在80代、90代になっています。もう、あと10年も経てば、戦争体験を語れる人が激減してしまいます。高齢者が集まる介護施設と、未来を担う子どもたちを育てる教育現場とが、平和教育という観点で、もっとコラボレーションできるのではないかと思っています。

1）人生紙芝居を使った出前型「平和の授業」

　とはいえ、まだ小学生の段階では、授業で日本の歴史について詳しく学んでいるわけではありません。

　一方の高齢者も、元教師でもない限り、基礎知識があまりない小学生に向けて、自らの戦争体験を分かりやすく、興味を引くように話すことは至難の業で

す。後ろの方にいる子どもにも聞こえるような、よく通る声も出ませんし、方言が強すぎて聞きづらい場合もあります。あるいは、時代背景も触れずに、いきなりあのときはこうだったと話し始めたり、「奉安殿(ほうあんでん)」「配給」「学徒動員」などの歴史的用語が次々と出てきたりします。

そのような高齢者の話を聴いても、小学生にはチンプンカンプンで、ほとんど伝わらないという結果を招きがちです。

そこで、おすすめなのが、戦争体験を扱った人生紙芝居の活用です。私がこれまでに制作した人生紙芝居80作品中、戦争体験に絞った作品が7つあります。内容を一部紹介しましょう。

『R子さんの祈り』

東京大空襲を生き延びた女性の空襲当日の様子を描いた作品。火の海の中、長女を背中におぶって逃げ惑う。翌日戻ってみると、自宅は跡かたもなく焼失していた。

『ゆびきりげんまん』

子煩悩な夫の元に突然の召集令状が届き、出征。硫黄島でアメリカと戦う前に夫は餓死(がし)。遺品としてマッチ箱に入った硫黄島の砂が届く。その後、主人公が女手ひとつで幼い子どもたちを懸命に育て上げるお話。

『S男さんと戦争』

厳しい軍隊生活を描いた作品。出征先は中国。上官から毎日のようにビンタをもらい、物資の不足から軍靴のサイズが右と左で違っていた。

『満州の悲劇』

満蒙開拓団として一家で満州に渡ったが、ソ連侵攻・日本の敗戦を機に立場が逆転。敗走の末、収容所に入れられ、そこで家族のほとんどを亡くした男性のお話。

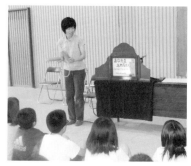

地元の小学校で戦争体験の伝承活動

2. 地元小学生への戦争体験の伝承活動

『働き者のイノ』

材木の運搬のために飼っていた馬のイノが、軍馬として戦争に連れて行かれる話。家族同様にかわいがっていたイノは、二度と戻ってくることはなかった。

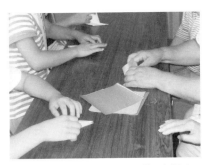

子どもたちと「平和の千羽鶴」を折る

小学生を対象とした出前形式の「平和の授業」の実際は次のような感じです。

まずは、小学校の教室にデイサービス利用者と出向き、簡単にお年寄りの自己紹介（名前・住んでいる所・好きな食べ物など）をします。続いて、「今日はここにいる〇〇さんの、戦争体験を紹介する紙芝居を観てもらいます」と子どもたちに話し、人生紙芝居を観てもらいます。

人生紙芝居には、主人公の戦争体験のエッセンスの部分が簡潔に描かれているので、子どもたちも理解しやすく、カラフルで漫画チックな紙芝居の世界に、みるみる引き込まれていきます。

そして、紙芝居を観終えた子どもたちは、紙芝居の中で大変に危険でつらい体験をした人が、今、自分たちの目の前に座っているということに、大きな衝撃を受けます。

もちろん、教科書や本にも戦争にまつわるお話は出てきており、子どもたちも読んで知っていると思いますが、どこか自分とは遠い、無関係なものとして受け取っているところがあります。しかし、目の前に座っている〇〇さんの体験してきたこととなると、歴史的事実が否応なく目の前に突きつけられた感じで、目をそらすことができなくなるのです。

人生紙芝居を観た子どもたちから、目の前の〇〇さんに、感想や質問を述べてもらいます。子どもたちからは「あんな危険な戦場から生きて帰ってきた〇〇さんはすごいと思う」という感想や、「戦争が終わったときに、どのように思いましたか」という質問をもらったり、「戦争はしてはいけないと思います」という決意を聞けたりします。

第3章　発展編　人生紙芝居で交流の輪を広げよう

　まさに、**お年寄りの人生経験が若い世代のこれからに活かされた瞬間です**。みんなの家の利用者は、子どもたちのために役に立てたという喜び・精神的な充足感を十分に得ることができます。

　質疑応答の後は、"感動から行動に"ということで、小学生と一緒に折り鶴を折り、それを最終的には「平和の千羽鶴」にして、毎年、広島や長崎など、いろいろな所に贈っています。

　西伊豆町内には3つの小学校、お隣の松崎町内には1つの小学校がありますが、現在、この4小学校すべてに、年1回、出前型の「平和の授業」を展開中。時期的には、終戦記念日がだんだんと近づく1学期の学期末、7月頃に実施しています。

ケースⅥ：『ゆびきりげんまん』の主人公Tさんの最期の1年

　Tさんは、戦争で夫を亡くし、幼い子ども3人を育てるために、いろいろな仕事をかけもちして、懸命に働いた人です。きついお舅さんと同居していて、いつも「さぼるな、もっと働け！」と言われていたそうです。みんなの家のデイサービスに来ると、「私は戦争のせいで損をした」といつも嘆いていました。

　Tさんはとても子ども好きでした。私は、Tさんの人生紙芝居には戦争体験を描き、それを小学生の前で上演したいと、まず、そこから考えました。二度とTさんのようなつらい思いをする人が生まれないように、平和な世の中を守っていくとTさんと約束してほしい、指きりしてほしい。それで題名が『ゆびきりげんまん』になったのです。

　観る側の子どもたちが飽きない

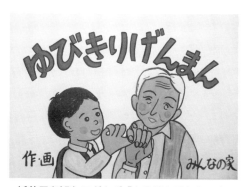

紙芝居を観た子どもが「もう戦争はしないよ」

ように、飛び出す絵本のように、いろいろな仕事をするＴさんの姿を、紙芝居の舞台の前に並べていき（P.57参照）、お舅さんの「もっと働け！」という一喝に合わせて、子どもたちの方へそれらを手で払い飛ばすという演出も考えました。初演は小学１年生のクラス。１年生に戦争の話を分かってもらえるのか、ドキドキだったのですが、心配はまったくいりませんでした。観終わった子どもたちが「Ｔさんがかわいそうだった」「戦争はよくないと思う」など、思ったままを表現してくれて、それを聞いていたＴさんは、「子どもたちが、もう戦争はしないよと言ってくれた」と涙を流して喜んでいました。

　それ以降、**子どもたちへ自らの戦争体験を伝えることが、Ｔさんの生きがいになったのです。**今までは、戦争のせいで自分の一生が駄目にされた、自分の人生はろくなものではなかったと思っていたＴさん。ところが、そう思っていた自分の人生が、子どもたちの役に立つものであったということに気づかされたのです。『ゆびきりげんまん』の人生紙芝居を引っ提げて、町内の幼稚園や小学校に出向き、「平和の授業」の中心人物として活躍してくれました。

　その様子がテレビでも取り上げられ、遠く離れて暮らす親戚の人たちから、「テレビを観たよ」と久しぶりに電話をもらったと喜んでいました。

　みんなの家の"平和係"となったＴさんが亡くなるまで、わずか１年余りでしたが、人生の最期に子どもたちとの交流を通して、充実した時間を過ごせたのではないかと思っています。

・・・

　第１章の理論編で、「老人ケア＝高齢者をもっと知り続けようとする関わり」であり、そこには第１ステップ（相手の話を聴く）、第２ステップ（相手にこちら側の理解内容を返す）、第３ステップ（みんなで共有する）の３つの段階があるとお話ししました。

　みんなの家の中で人生紙芝居を制作し、また上演することは、第３ステップにおける、主人公に当たる高齢者の人生を介護職員・利用者たちと共有することに相当します。そして、前述の「平和の授業」は、人生紙芝居を小学校の教室に持

ち込んで上演することにより、クラスの子どもたち・担任の先生と共有することになります。

　このように紙芝居は持ち運びが容易なので、上演場所を変えることができ、地域のさまざまな人たちと、主人公である高齢者の人生を共有することが可能です。みんなの家の中だけでなく、地域の人たちから自分のこれまでの人生が認められるのは、本人にとって本当に誇らしいことであり、その人の輝きが一層増す瞬間です。

　人は最期まで社会的存在でありたいという欲求を持っています。その究極を追い求めるのであれば、やはりデイサービスに通うだけに留まらず、デイサービスを足場に、その外に出ていかないと実現できません。

２）地元の貴重な戦跡にスポットを当てた紙芝居

　デイサービス利用者の戦争体験に的を絞って制作した人生紙芝居のほかにも、地元に残る戦跡を取り上げて制作したものがふたつあります。

『あなたを忘れない〜太平洋戦争中の白川で〜』（ケースⅦ参照）
『田子の洞窟』
　田子地区の海岸線近くの山肌にいくつかあいている大きな穴。実は戦争末期にアメリカ軍の本土上陸を水際で阻止するため、水上特攻艇「震洋」の格納庫として掘られたものだった。穴掘り作業に来た予科練生たちと地域住民の心の交流を描いた作品。

　西伊豆地域は、太平洋戦争中、停泊中の船が機銃掃射を受けたこともありましたが、田舎ゆえ、特に空襲も受けずに済んだ土地です。それでも強制連行された中国人労働者が働かされていた鉱山や、特攻艇を隠しておく格納庫など、戦争の爪痕が今でもひっそりと残っています。しかし、戦後70年以上も経つと、それが何であったのかということを知らない人たちが増えてきました。

2．地元小学生への戦争体験の伝承活動

　地元に残る貴重な戦跡を、平和教育の教材に使わない手はありません。そこで上記の2作品を制作しました。これらの制作にあたっては、町史編纂(へんさん)に携わった町の有識者や、強制労働をさせていた会社の戦後処理を任された地元住民のところに聴き取りに伺い、資料を借りて来ました。

　その土地ごとに、戦争の爪痕はどこかしらに残っているはずです。身近な戦跡を題材に、戦争や平和について考えるきっかけとなり得る紙芝居を、お年寄りに協力（情報提供や色塗り作業）してもらいながら、ぜひ作ってみてください。

ケースⅦ：戦跡を題材にした紙芝居『あなたを忘れない〜太平洋戦争中の白川で〜』で国際交流も！

　みんなの家は西伊豆町内の仁科地区にあります。さらに山側に入った所に白川地区があり、そこには戦争中、ミョウバン石が採れる鉱山があって、大勢の朝鮮人・中国人の強制労働者が採掘作業に従事させられていたそうです。ミョウバン石は、戦闘機などのボディを造るための原料となりました。

　当時、日本は深刻な食糧不足に見舞われていました。言うまでもなく、強制連行してきた朝鮮人や中国人に対して、まともな食事が配られるわけがありません。栄養失調の上に過酷な労働を強いられ

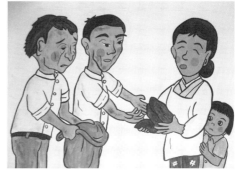

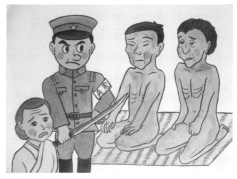

つらい事実も題材にして、戦争について考える

第3章　発展編　人生紙芝居で交流の輪を広げよう

たため、多くの朝鮮人・中国人が病気になったり大けがをしたりして、祖国に帰ることなく亡くなりました。戦後、この鉱山跡には「中国人殉難者慰霊碑」が建てられ、毎年7月に慰霊祭が営まれています。

　みんなの家の利用者から戦争体験を聴き取る際に、この白川に連行されてきた朝鮮人・中国人の人たちの話が時々出てきました。

「ボロボロの洋服を着て、食べ物をくれと家にやって来た。私はまだ子どもだったから、怖くて隠れていたけど、母親がさつま芋かなんかをあげていた」

「どこかの畑の作物を盗んだということで、警察に捕まり、丸裸で道に正座させられ、殴られていた。あそこまでやらなくても……と思ったよ」

　といった、どれも貴重な証言です。

　白川地区はとても山奥にあるため、普段はほとんど行く機会がない場所です。だから、西伊豆町民でも、そこに「中国人殉難者慰霊碑」があることを知らない人がいます。しかし、それは戦争について考えさせられる地元の大切な歴史的財産です。

　戦争というと、無差別に都市が攻撃された空襲や、広島・長崎の原爆など、日本人が大勢殺されたことは教えられてきました。しかし、被害者であるだけでなく、加害者でもあるということを忘れてはいけません。そこを忘れると、今の日本が直面している課題山積のアジア外交を理解することは到底できません。

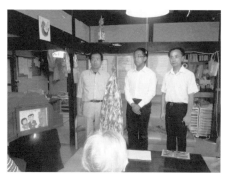

「平和の授業」を知った中国浙江省人民政府研究室の人（3人並んだ中央と右端）の訪問を受ける。2012年7月

　戦争の加害者としての日本を考える教材として、白川地区で戦争中に起きた歴史的事実を地元の小学生たちに知っておいてほしいという思いから、紙芝居『あなたを忘れない〜太平洋戦争中の白川で〜』を制作し、地元小学校へ「平和の授業」で伺った際に上演しました。

　このことが、年1回行われている

慰霊祭に参列すべく来日していた中国・浙江省(せっこうしょう)人民政府研究室の人に伝わり、慰霊祭終了後にみんなの家を訪ねてくださいました。

省政府の人にも、同時通訳付きで、同作品を観ていただきましたが、紙芝居の絵からも、こちらの表現していることがよく伝わったらしく、「こういうものを作って、地元の子どもたちに伝え続けてくれて、亡くなった同胞たちも喜んでいると思う」とお礼を言ってくださいました。

紙芝居は、国を越えて思いを共有することも可能にしてくれるスーパーアイテムなのです。

3. まだある、こんな利用法 ——「年賀状」

コンビニで人生紙芝居の1コマを縮小・カラーコピーしてきて、年賀はがきに貼り付けます。「賀正」などのハンコを朱肉で押したら、素敵なオリジナル年賀状の出来上がりです。

紙芝居のタイトルやどんな場面の絵なのか、短いコメントを書き添えて、遠くに住む子どもや知人に送ります。

デイサービスを利用している人の多くは、字を書く機会も極端に少なくなり、年賀状の発送も家族任せにしている場合がほとんどではないでしょうか。そこで、みんなの家では12月に入ると、この人生紙芝居付きオリジナル年賀状をひとり2枚ほど用意し、「誰に送りましょうか？」「何て書きますか？」と相談しながら、年賀状書きをします。いよいよ年の暮れを迎えたなという雰囲気が味わえます。

「今年も会いに来てください」

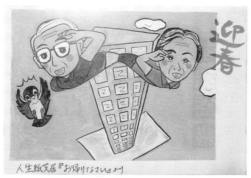

紙芝居を縮小コピーして年賀状に

とか「元気にやっています」などのメッセージを一言書いてもらうことにしているのですが、書けない場合は職員が代筆します。

　ペンを持つのは久しぶりという人や、認知症のある人でも、自分の名前は比較的書けることが多いので、せめて差出人の欄に自分の名前だけでも直筆で書いてもらうといいでしょう。うまく書けなくても、それはそれで味があり、価値は大ありです。

　後日、年賀状を受け取った遠方に住む子どもさんから、「素敵な年賀状が届いてうれしかった」といった、お礼の手紙がみんなの家に届いています。

4. まだある、こんな利用法 ──「人生絵本」

　絵本を読むのが好きなWさんという女性利用者がいました。手元に何冊かの絵本を置いておくと、自分から手に取って声に出して読んだり、絵を眺めたりして、普段から楽しんでいました。

　そんな様子を見ていて、Wさんの人生紙芝居も、絵本にしてしまえば、いつでも楽しめるようになると思いつきました。手元の絵本を取ったら、「あれあれ、これって私の人生じゃないの！」なんて、うれしいサプライズだと思いませんか。

「人生絵本」は、人生紙芝居があれば次の手順で作れます。

　①人生紙芝居をカラーコピーして、台紙にスプレー糊で貼り付けます。
　②その台紙を絵本の頁のように組み立てて製本します。
　③台詞を絵の上に直接書き込んでいきます。

　手順①、②で、台紙を組み立てる際に、どうしてもずれてしまい、既製絵本のように製本するのは意外と難しい作業です。そこで、裏ワザとして年末にたくさんいただくカレンダーを台紙代わりに利用しています。見開きで12頁、ちょうどよい頁数です。見開きいっぱいに紙芝居のカラーコピー1枚を貼り付けていきます。もし、頁が余ったら、その方の写真を貼ったり、みんなからのお祝いのメッセ

4. まだある、こんな利用法——「人生絵本」

ージを書いても楽しいです。

手順③では、もともとの紙芝居の台詞をかなり短くする必要があります。既製絵本を見れば分かるように、絵本の紙面にはたくさんの文字は載っていません。必要最低限の言葉だけを厳選し、ちょうど詩を書くようなイメージで文章を綴っていきます。

こうして世界にたったひとつの、「私の人生絵本」が完成します。

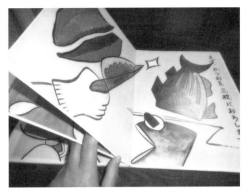

紙芝居の絵のコピーに
直接台詞を書いて製本する

Wさんは、90歳を超えた頃から、転倒による骨折や老衰が進み、デイサービスに通うことがいよいよ困難となり、自宅療養することになりました。一日の大半をベッドで過ごす生活が始まりましたが、ご家族が枕元にこの人生絵本をいつも置いておいてくださったようで、本当にありがたく思いました。

字を読むことが好きな男性利用者Yさん。デイサービスでは、朝のお茶の時間などに、卓上に置いてある新聞や広告を手に取り、文章を目で追っている姿がよく見られます。

認知症があるため、「そろそろ家に帰ろうか」と玄関に向かわれることが、一日のうちに何度かあります。職員からしつこく引き止められると、そこは男のプライドもあり、ちょっと強い口調になられたりするので神経を使います。

帰ることから気をそらす切り札として、Yさんの人生絵本の作成を思いつきました。

自分が主人公の人生紙芝居が上演されるときは、「よく知ってるじゃん」「いい男だね〜」と、なかなか先へ進めないほどの合いの手を入れてきて、ノリノリで鑑賞されるYさん。字を読むことが好きなのも分かっていましたから、Yさんの場合はあえて、紙芝居の台紙の裏に貼ってある台詞をそのまま絵本にも使用する

ことにしました。

　作り方は次のとおりです。

①厚紙10枚にふたつずつ穴を開け、リングで束ねて本のようにします。

②人生紙芝居の原画と台詞を厚紙の大きさに合わせて縮小コピーします。

③開いて右に絵、開いて左に台詞が来るようにスプレー糊で厚紙に貼り付けたら出来上がりです。

　前出のWさんの人生絵本より、さらに短時間での制作が可能でした。

　帰ろうとするYさんの前に、「これはYさんの（もの）ですか？」と人生絵本をちらっと見せると、「何だそれ、見たことがあるような顔が載ってるじゃん」と言って、一瞬、帰ろうとする気持ちが絵本にそれます。自分で頁をめくると、「おやおや、ここにも自分に似た顔が載ってるぞ」というふうに思われてか、帰ろうとしていたこと自体を忘れ、絵本に引き込まれていきます。

　人生紙芝居よりも、もっと手に取りやすい人生絵本は、遊びに来た孫・ひ孫との語らいにも重宝しそうです。

　目がしょぼしょぼして、文章を読む根気が薄れがちなお年寄りでも、絵本であれば、読み進めることも容易です。日常生活の中で、時々は自分の人生を振り返り、がんばってきた自分を再確認して、今日・明日を生きる糧にしてもらえたら、うれしいですね。

人生紙芝居
Q&A

Q1 私の勤務する事業所でも、「人生紙芝居」を作れたらいいと思いますが、これを会議で提案する場合、どのように説明したらいいでしょうか？

A1 「人生紙芝居」と言われても、初めて聞く人には、いったいどのような紙芝居なのか、よく分からないと思います。まずは、本書の口絵に掲載されている作品例をぜひ見てもらって、人生紙芝居の概要を理解してもらいましょう。そして、「その制作過程が介護現場におけるレクリエーション活動になる」と提案してみてください。

とかく新しいことを始めようとすると、懐疑的な反応を示されたり、あれこれ難癖をつけて反対されたりしがちですので、「**とりあえず1作品だけ作らせてください**」という提案の仕方がよいのではないかと思います。今後も続けるのか、あるいはやめるのかは、1作品を作った後に判断してもらえばよいでしょう。

人生紙芝居を制作する過程で、本人やまわりのお年寄り、そしてスタッフたちに起きてくるケア効果や、上演時の本人および周囲の反応というものを、実際に見て感じてもらえれば、「大変だけど、今後も制作していきたいね」という職場の合意が得られると確信しています。

それゆえ、勝負の1作品目は、人生の聴き取り作業に本人も家族も協力的だと思われるケースを選んでください。まずは、作りやすい人でやってみましょう。「ひとりだけ贔屓(ひいき)するようで、まずいのではないか」という意見が出たら、その人の誕生日会のプレゼントとして、あるいは余興として作るということにしてはどうでしょうか。

そして、完成した紙芝居を初上演する際は、上司の人も呼んで一緒に観てもらいましょう。

Q2 たくさんの利用者がいらっしゃいます。希望者を募ったら、皆さんに作ってほしいと言われそうなのですが、どのような順番で作っているのですか？

A2 デイサービスの利用者は、だいたいが80代、90代ですが、中には50代、60代の人もいらっしゃいます。そのような比較的若い利用者に対しては、まだまだ人生の途上であり、もうひと花もふた花も咲かせてもらいたい、人生を振り返って総括するには時期早尚であるという思いから、人生紙芝居は制作しておりません。

 まずは認知症や障害が重度であるため、自分をあまり表現できない人で、かつ、介護家族が協力的で話を聴きやすいケースを選んでいくとよいでしょう。人生紙芝居を使ってその人の生き様を伝えることで、周囲（他利用者・スタッフ）のその人に対する理解がとても深まり、集団に良い影響を与えます。

 問題行動などがあって、ケアに悩んでいるケースでも、人生紙芝居作りをおすすめします。人生の聴き取りをする中で、その人への理解が深まり、今までとは違った見方ができるようになり、問題解決の糸口が見つかることもあります。

 出来上がった人生紙芝居を観た本人が、あなたに対して絶大な信頼を感じるようになり、それだけで問題行動が減るということもあります。人生紙芝居作りそのものがケアである所以です。

Q3 紙芝居を作るには、どのくらいの時間が必要でしょうか？勤務時間内で可能ですか？

A3 私の場合、本人・家族への聴き取りから始めて、ひとつの作品が完成するまでに、3〜4週間かかります。作業工程の中で、背景の色塗りや台紙貼りなどは、デイサービス利用者のレクリエーション活動として実施していますが、それ以外の下調べや下絵描き、細かい部分の色塗りなど、大部分の作業は家に持ち帰ってやっています。残念ながら、勤務時間内にそのような時間を確保することは難しい状況にあります。

Q4　ご本人にはどのようにお話しして、制作のご了解をいただくのですか？

A4　とにかく、作品を1本作ってしまえば、次からはそれを本人に見せながら、「今度はあなたの人生紙芝居を作らせてください」とお願いすればよいので、楽になります。しかし、最初はそうはいきません。

　最初の1本は、本人や介護家族の協力が得やすそうな人、聴き取りがスムーズにいきそうな人にターゲットを定めることが大切です。見本はありませんが、「あなたの人生を聴き取って、紙芝居にし、お仲間やスタッフの前で披露し共有したいのですが、協力していただけませんか？」と説明し、了解を得るしかありません。

Q5　ご家族の協力を得るとき、どのように説明したらいいですか？

A5　上記の質問と同様に、作品を1本作ってしまえば、次からはそれをご家族に見せながら、「今度、○○さんのお誕生日会を行うにあたって、○○さんの人生を聴き取って作る人生紙芝居を、その場で上演してお祝いしたいのです。ついては聴き取りにご協力願えませんか？」と尋ねればよいので、比較的簡単です。実物の人生紙芝居があると、ご家族もこんな感じのものかと分かりやすくなります。

　できれば、聴き取りにご協力くださったご家族を、初演時（みんなの家の場合は誕生日会）にご招待して、一緒にその場で観ていただくとよいでしょう。本人のこれまでの人生を、本人自身が、また介護家族が、改めて振り返ってみる貴重な機会です。それぞれの立場で、過去をしっかり確認し、今この時を生きていくための覚悟や、新たなパワーを得ていただく。これもまたケアの一環となります。

Q6 認知症の人です。ご本人は「作って」と言うのですが、ご家族の協力が得られそうにありません。その場合、断念するしかありませんか？

A6 認知症の程度にもよりますが、過去の出来事について、ご本人から曖昧にしか聴き取れないとすると、紙芝居にまでするのは難しいと思います。

かつて従事していた仕事についての思い出、戦争中の思い出、父母に対する思い出、子どもの頃にやった遊びの思い出など、ひとつひとつのテーマに対し、断片的になら語れるのであれば、その人へのインタビュー形式の小冊子を制作し、それをプレゼントするのもいいでしょう。

文字を追うことができる人であれば、小冊子に目を通すたびに自分の人生をかみしめることができますし、まわりの人に読んでもらえば、自分を分かってもらう助けになります。

Q7 聴き取りをするとき、心がけていることがあったら教えてください。また、これだけはタブーということはありますか？

A7 介護サービスの利用開始にあたり、サービス提供事業所では、必ずインテーク面接を行っていると思いますが、その際は、今後のケア計画を立てる上で、その人の病歴であったり現在の健康状態であったり、生活動作の自立度具合などが質問の中心になります。

しかし、人生紙芝居作りにおける人生の聴き取りでは、インテーク面接のような形式張ったものではなく、もっとリラックスした雰囲気の中で、昔の思い出がよみがえるままに、自然に話していただくことが大切です。

そのためにも、**できるだけアルバムや写真を用意していただくようにご家族にはお願いしています**。写真は昔語りを引き出す大事な仕掛けだからです。昔のア

ルバムを見ながら、思い出話で盛り上がる家族団らんの場に同席させていただいているような感じになれば最高です。

サービスを利用する上では必要のない、家族のプライベートな部分を話していただくわけですから、聴き取りのわずか1時間程度の時間の中でも、ご家族との信頼関係を少しずつ築いていく努力が必要です。

聴き手の真剣で誠実な姿勢はもちろんのこと、相づちなどを打つ際の言葉選びにも細心の注意を払います。「この人になら話してもいいな」「あのことも話そう」と本人・家族に思ってもらえるような言葉を返していかなければならないので、聴き取りは真剣勝負。かなりのエネルギーが必要です。

聴くポイントとして心がけていることは、こんなことがあったという事実にばかり気を取られずに、どんな思いでその時々を過ごしていたのかということを聴き取るようにしています。そうすることで、その人の根底に流れているポリシー・生き方が見えてきます。

タブーということに関して言えば、本人・家族が語りたくなさそうにしている物事に関しては、深く立ち入らないということです。**最初に一言、「話したくないことは無理に話さなくて結構です」**と伝えておくとよいでしょう。

聴き手も、何が話したくないことなのかが分からないので、質問をしていく中で、うっかり本人・家族が聞いてほしくないことに触れてしまう場合もあるでしょう。そのようなときは相手の表情が微妙に曇ったりするので、その変化を見逃さないようにしておく必要があります。

Q8 絵が下手なので、自分ひとりでは作るのが難しそうです。複数のスタッフで共同作業という形もありでしょうか？

A8
人生紙芝居を分担して制作することに問題はありません。
以前、滋賀県内の宅老所が人生紙芝居に取り組み始めたというので、見学に行ったことがあります。そこでは、「本人・家族への聴き取りチーム」「紙芝居制作チーム」「上演チーム」の3つにスタッフが分かれて、

1作品を制作・上演していました。次の作品に取りかかるときはローテーションをして、スタッフが各チームを経験するそうです。

　いろいろな人が制作に関わることで、ユニークなアイデアも出やすくなるのでしょう。登場人物の髪の毛に毛糸が使われていたり、布が貼り付けられていたりして、既製の紙芝居にはない自由で豊かな表現に感心しました。

　肝心なことは、「絵の上手・下手は関係ない！」ということです。「自分の人生について熱心に耳を傾けてくれるスタッフがいて、それを紙芝居にまでして表してくれた。しかも、自分の気持ちがしっかりとくみ取られている内容」と分かれば、その人は十分に満足してくださいます。上手・下手を気にするより、しっかりと相手に伝えるためにも、見やすい・分かりやすい、つまり単純明快に描くことが必要です。

Q9 人生紙芝居は、オリジナル以外にレプリカも作成されていると聞きました。必ずレプリカを作られるのですか？

A9
誕生日会で、完成した人生紙芝居を初披露したら、その場で紙芝居のレプリカ（複製）を主人公であるお年寄りにプレゼントとして渡しています。

レプリカの作り方は簡単です。

①紙芝居の絵を1枚ずつ等倍でカラーコピーし、絵の外周に沿って、余分な用紙部分を切り落とします。

②それをスプレー糊でコートボール紙に貼り付けます。

③絵からはみ出したコートボール紙をハサミでカットします。

④カラーコピーを貼った裏面に、オリジナルの紙芝居同様、頁数を記入し、台詞をプリントアウトした紙を貼り付ければレプリカの完成です。

　レプリカをプレゼントされた本人・家族は、いつでも自分の人生紙芝居を眺めることができ、孫やひ孫たちが家に遊びに来たときに見せたりもできます。

ほかにも、本人が亡くなった際に葬儀の祭壇に飾ったり、法事の席で集まった人たちの前で披露したりという例があります。いずれも、人生紙芝居を本人・家族が大切にしてくださった証(あかし)として、大変ありがたく思っています。

Q10 上演する際に、その場を盛り上げるコツがあったら、教えてください。

A10

観客との一体感を高める手法として、台詞の途中で観客に質問を投げかけるスタイルをとる場合があります。

デイサービス利用者の戦争体験をもとに制作した人生紙芝居を小学生の前で上演する際、興味・関心が低くて集中力を欠いたままに観ている子どももいます。そういうときは、こんなふうに進めていきます。

台詞「皆さん、『満州国』という国のことを聞いたことがありますか」

この後に、実際に子どもたちに「満州国という言葉を聞いたことがある人は手をあげてみて」と会場に呼びかけ、手をあげてもらいます。それから、紙芝居の続きを演じていきます。

台詞「開拓団の人々には、広い土地と住む家が与えられました。でも、その土地はもともと誰のものだったのでしょう?」

子どもたちに発言を促すと、子どもなりに話の流れから推測し、比較的容易に正解が出てきます。そうやって観客との直接のやり取りを挟んでいくうちに、会場全体の紙芝居への集中力が高まっていきます。

また、**ちょっとした仕掛けがあると紙芝居は盛り上がります。**

例えば、亭主関白で無口な男性利用者が、心の底では奥さんにとても感謝しているという夫婦愛を描いた作品では、紙芝居に貼り付けた封筒の中から、奥さんへ宛てたラブレターが出てきて、それを読み上げるという演出にしました。

ほかには、1枚の画用紙の中にすべてを描き切るのではなく、人物パネルを別に作って舞台の前に登場させ、動きの変化をつける場合もあります。既製の紙芝居の形式にとらわれず、自由に楽しんでいろいろな仕掛けを考えていけばいいのです。

ただし、**盛り上げなければならないとか、笑いやウケを無理に意識する必要はありません。**淡々としたストーリー展開になったとしても構いません。
　一番大事なのは、その人の歴史に忠実であるということです。そうでないと、出来上がった紙芝居を観たときに、主人公であるご本人が、「まさに、これが私の生きてきた人生だ」と思えないからです。
　これといった趣味も持っていない、ひたすら真面目に働いてきた、エピソードなんて特にない、という人もいます。そういう生き方こそがその人らしさなのです。だからそれをそのまま表現すればよいのです。そのような作品であっても、上演した後には、主人公であるお年寄りに満面の笑みがこぼれ、まわりの観客からは温かい拍手が生まれます。

おわりに

「人生紙芝居」について、何回か講演をする機会をいただき、これまでの取り組みについてお伝えしてきました。そのときの質疑応答で、「自分の施設でも取り組んでみたいが、必要以上の個人情報を聞き出すことに対して、上からの許可が出ないと思う」「ケアマネでもない自分が、自宅を訪問してあれこれ聴くことは、立場上不可能」などの意見が出ました。

私の場合、みんなの家の一介護職員としてご自宅に出向き、人生の聴き取りを行っていますが、ご家族もいきなり「人生紙芝居」と言われても分からないでしょうから、すでに出来上がっている作品を持参し、「こういうものを作りたいと思っているのです」とお伝えしています。

すでに80作品を作っていますが、ご家族から感謝されることはあっても、クレームが来たり、トラブルになったりしたことは一度もありません。

デイサービスのご利用者が亡くなったとき、お葬式の会場に弔問に伺うと、会場の入り口近くや祭壇の片隅に、「人生紙芝居」を飾ってくださっているケースも何件かありました。親戚が集まった席で、故人を偲ぶ際に「人生紙芝居」を家族自らが演じられたという話も伺いました。

「人生紙芝居」は、お年寄り本人にとってはもちろんのこと、長い時間を共にされたご家族にとっても、この世で唯一の大切な宝物になるようです。

「よく面倒を見てくれただけでなく、おじいさん（おばあさん）のことをここまで深く理解しようとしてくれて、そのことがうれしかった」とお礼を言われたことがありました。「人生紙芝居」は、私たちのケアの姿勢をご家族に理解していただき、家族との信頼関係も深めてくれるツールにもなり得るのです。

おわりに

　また、みんなの家以外のグループホームやデイサービスで、すでに「人生紙芝居」作りに取り組んでいる施設が出てきており、心強いかぎりです。

　高齢者介護に携わっているひとりでも多くの人に、「人生紙芝居」作りにチャレンジしていただきたいという思いで、この本の執筆をしましたが、ひとつだけ、本では伝えきれないものがあります。それは、みんなの前で自分の「人生紙芝居」が披露されているときの、お年寄り本人の笑顔です。"輝く"とは、まさにこういうことだと実感します。

　どうしても最初の一歩が踏み出せないという人は、どうぞ、みんなの家のデイサービスをご見学いただき、「人生紙芝居」の上演の場に立ち会ってみてください。主人公であるお年寄りの最高の笑顔が、あなたの背中を押してくれるはずです。

　いつも思うのは、介護という仕事は実に奥が深いということです。「認め合う人間関係づくり」「人生経験の次世代への伝承」という理想に向かって、私もまだまだがんばっていきます。

　最後になりましたが、この本の出版にあたり、さまざまなご助言をいただきサポートしてくださった、フリー編集者の齋藤みゆきさん、講談社の堀越俊一編集長、原井牧子さん、中満和大さんに心より感謝申し上げます。そして自らの人生を語っていただき、「人生紙芝居」作りにご協力いただいた、みんなの家デイサービスのご利用者とご家族の皆様、本当にありがとうございました。

2017年　秋　　奥田真美

奥田真美（おくだ まみ）

1963年、神奈川県川崎市生まれ。NPO法人「みんなの家」ケア主任。介護福祉士。薬剤師。86年、東京薬科大学薬学部卒業。ライオン株式会社研究開発職、東京大学医学部附属病院老人科第二研究室技術補佐を経て、89年、東京YWCA専門学校社会福祉専門課程社会福祉科シニアコース入学。90年、同校卒業後、高齢者在宅サービスセンター「フレンズケアセンター」に3年間勤務。2001年、静岡県で「宅老所・グループホームを始めたい人の会」を設立。02年、西伊豆町で宅老所「みんなの家」を運営する奥田俊夫氏との再婚を機に、子供3人と西伊豆へ移住。以後、「みんなの家」で介護職員として働くほか、西伊豆失語症友の会「西伊豆いろは組」、高齢者・障がい者の西伊豆旅行サポートセンター「ラクタビスト」の事務局も運営。「人生紙芝居」は、NHK静岡の「たっぷり静岡」で紹介されたほか、平成20年度日本認知症ケア学会・読売認知症ケア賞奨励賞を受賞。

介護ライブラリー

新しい回想レクリエーション「人生紙芝居」

発行日 ── 2017年11月28日　第1刷発行

定価はカバーに表示してあります。

著　者 ── 奥田真美
発行者 ── 鈴木　哲
発行所 ── 株式会社講談社
　　　　　〒112-8001　東京都文京区音羽2-12-21
　　　　　電話　編集　03-5395-3560
　　　　　　　　販売　03-5395-4415
　　　　　　　　業務　03-5395-3615
印刷所 ── 凸版印刷株式会社
製本所 ── 株式会社若林製本工場

本書のコピー、スキャン、デジタル化等の無断複製は著作権法上での例外を除き禁じられています。本書を代行業者等の第三者に依頼してスキャンやデジタル化することは、たとえ個人や家庭内の利用でも著作権法違反です。複写を希望される場合は、日本複製権センター（電話03-3401-2382）の許諾を得てください。Ⓡ〈日本複製権センター委託出版物〉

落丁本・乱丁本は購入書店名を明記のうえ、小社業務あてにお送りください。送料小社負担にてお取り替えいたします。なお、この本についてのお問い合わせは、第一事業局企画部からだとこころ編集あてにお願いいたします。

© Mami Okuda 2017, Printed in Japan
N.D.C.369.26 111p 21cm
ISBN978-4-06-282477-4